糖尿病自疗
家庭使用手册

杨玲 曹军 主编

健康养生堂编委会 编著

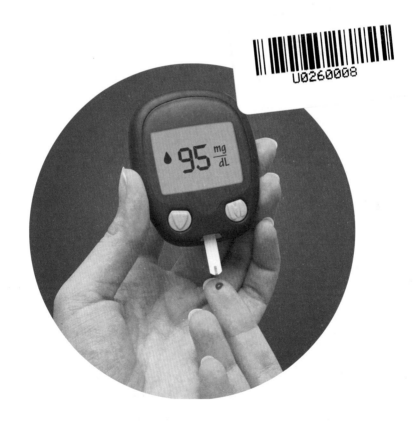

江苏凤凰科学技术出版社

健康养生堂编委会成员

（排名不分先后）

症状改善，安心度过每一天

目前，我国的糖尿病患者已增至9200万人，而糖尿病前期患者也已经突破了1.5亿人。仅在2009年，我国糖尿病发病人数就已经超过了印度，成为世界上糖尿病发病率最高的国家。为什么在如此短的时间内糖尿病患者的人数竟然猛增数倍？原因就在于我们的日常饮食在逐步趋向于欧美化。随着快餐式文化逐步占领中国市场，再加上不规律的饮食习惯、日益发达的交通以及电子产品，人们的生活在变得舒适快捷的同时，也不可避免地出现了运动不足、过度肥胖、内分泌失调等一系列常见现象。

而就糖尿病本身而言，它在某种程度上也带有很大的不确定因素，比如：当医生诊断出你已经患上糖尿病的时候，你表现出更多的是不可思议！这是因为当糖尿病悄悄侵入我们身体的时候，对于患者本人来讲，在身体上并没有感觉出任何不适，像身体某个部位疼痛难耐，或是某个地方出现浮肿等这些症状前期几乎都不会出现。

正是因为糖尿病"悄无声息"的这一大特征，许多患者直到意识到"最近上厕所的次数增多了""怎么最近身体感觉很疲乏呢""好像最近食欲很好，但自己反倒瘦了"等问题时，才去医院进行检查，结果竟被确诊为糖尿病！

像这种"三多一少"的症状出现后，糖尿病的病情会进入一个急速恶化阶段。因此，对于大多数糖尿病前期患者来说，他们所要面临和解决的最大问题就是：当被诊断为糖尿病后，采取什么样的措施可以最大程度上减缓它的恶化速度。

在我们日常所接触的病例当中，患者由于糖尿病本身而走向死亡的病例真的可以说是少之又少。但是为什么在全世界范围内糖尿病总是和"死亡"这个词紧密相连呢？其实真正的原因就在于糖尿病所带来的一系列并发症。如果我们能在糖尿病初期就做到对并发症的预防，那么对糖尿病，就能够实现可防可控！

了解了以上这几点之后，我们现在所面临的问题就是如何做才可以对糖尿病并发症做到有效预防，使它不要急速恶化——这就需要我们在日常生活中加强对饮食疗法和运动疗法的运用，以最终达到控制血糖的目的。

如果我们能养成正确的生活习惯，改掉生活中的小毛病，再配上合理化的饮食、积极的运动，是可以改善糖尿病症状的。也就是说，糖尿病是一种可以通过患者自身从饮食等方面的改善和控制来缓解病情的疾病。

在本书中，我们除了为大家详细解说糖尿病的发病机制，还配以合理的饮食疗法、运动疗法、中医疗法等治疗手段，以达到对并发症的全面防控。我们用最简练的语言对如何防治糖尿病恶化的关键点一一做出讲解，并且配以丰富的图解，致力于为读者呈现一本完全看得懂的糖尿病防治书。相信对于深受糖尿病困扰的病友来说，通过阅读本书，一定能够对糖尿病有更深的认识，并且可以将书中的治疗方法应用到日常生活中。

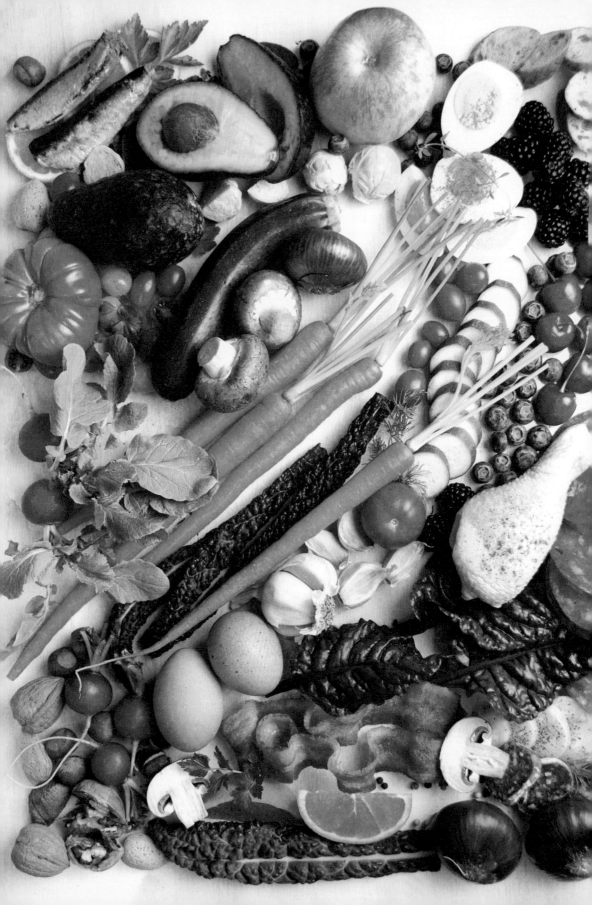

目录

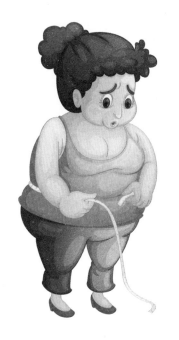

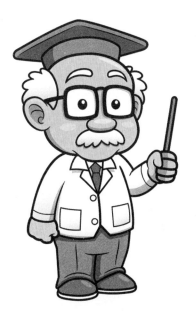

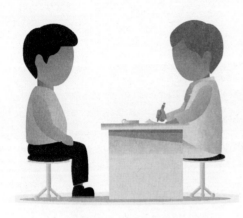

第三章
糖尿病的诊断基准

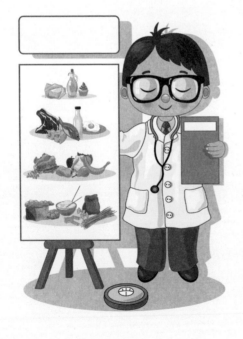

第四章
食品交换表

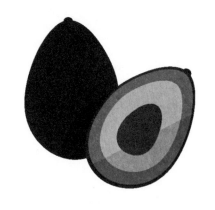

第五章
糖尿病患者的饮食处方

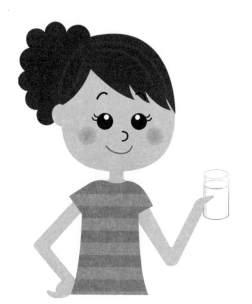

第六章
糖尿病患者的运动处方

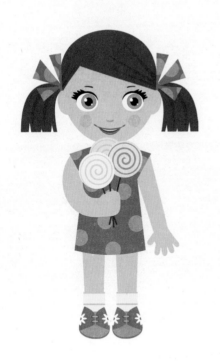

第七章
糖尿病患者的中医处方

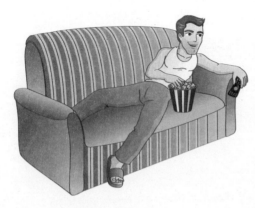

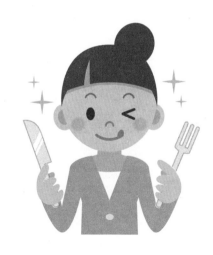

第八章
我与糖尿病和平共处

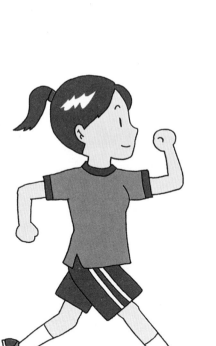

阅读导航

我们在本书中特别设计了阅读导航这个单元，对内文中各个部分的功能以及特点逐一做出说明。衷心希望可以为您在阅读本书时提供最大的帮助。

掌握基础

通过了解糖尿病的病理病因，掌握必要的基础知识，进而更深刻地探究防治疾病的方法。

提要

该部分是对该主题的大致解说，清晰明了地给出了该主题的主要内容。

概念

此处列出了患者在糖尿病的治疗过程中可能会接触到的专有名词，并一一做出了简略解释。

内文

紧密结合每一个知识点，作为每一个小节的中心内容，具有专业性。平实的语言将医学的专业知识简单化、通俗化。

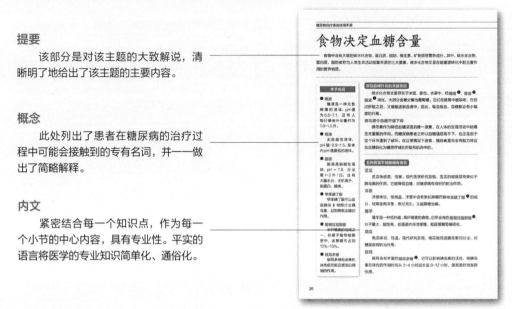

三大治疗方法

通过对"饮食疗法""运动疗法""中医疗法"的详细解说，使读者在配合医生的同时，掌握行之有效的自我防治方法。

饮食疗法

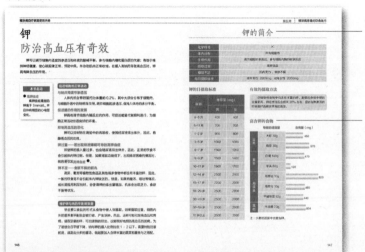

营养元素介绍

将营养成分按照摄取量的多少进行分类，使读者更清楚地掌握疾病的潜在原因。

各种食物的营养素含量

该营养物质在每一种蔬菜中所占的比例，为糖尿病患者制订食谱提供了具体的参考。

运动疗法

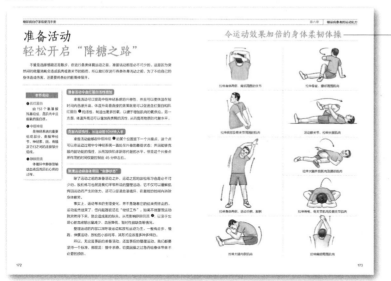

运动方式图解

无论是室内运动，还是户外活动，每一种运动方式都配以细致的步骤讲解，为各年龄层的糖尿病患者提供相应的选择。

中医疗法

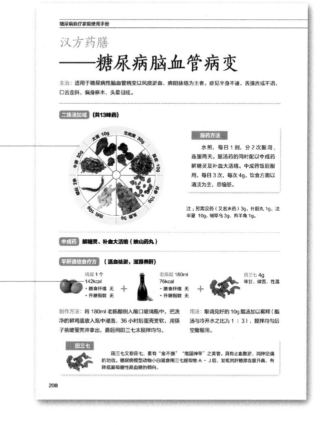

草药圆盘图

将各类中医古籍中的药方以图解方式呈现在读者面前，为患者购买药物提供指导。

热量数值

在药膳中加入每种食材的热量数值，为糖尿病患者的每日饮食提供参考。

特别版块

在每个验方药膳中，我们都选取了一种食物或是药材，不仅针对它的药理药性进行说明，而且还给出了临床治疗糖尿病的科学实验数据。

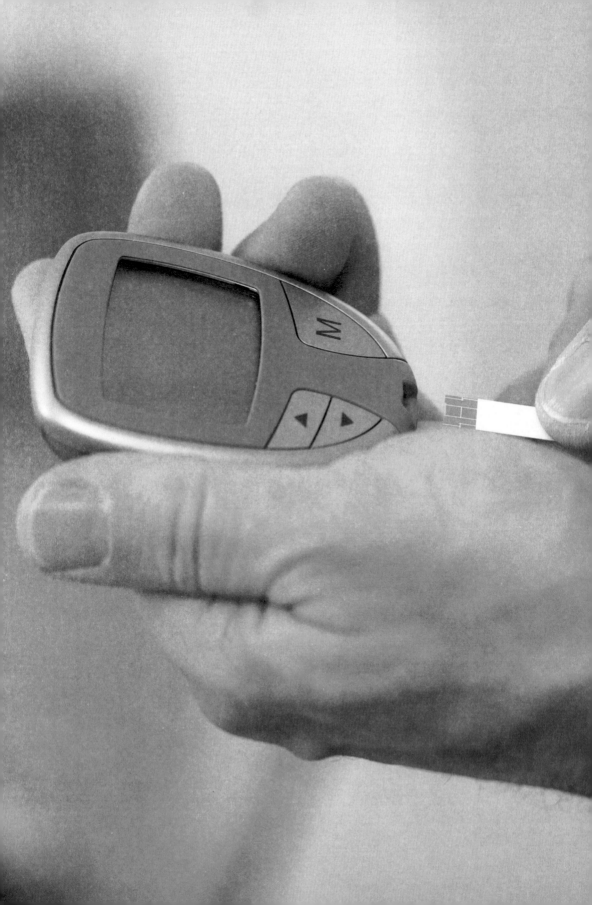

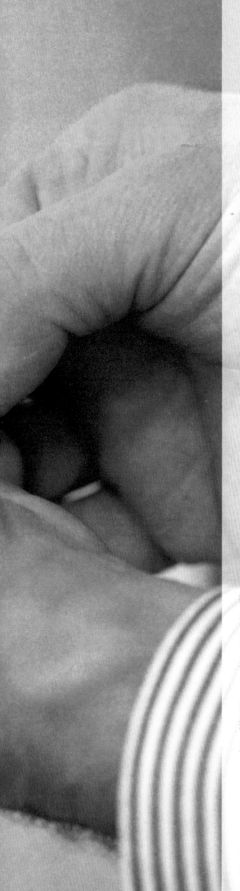

第一章

谈 "糖" 色变

年过四十，体重异常、口渴乏力，您的健康是不是已经亮起了红灯？糖尿病，这个 21 世纪的"健康杀手"，是否已经悄悄地接近了您？持续的高血糖，数不清的检查项目，不仅给生活带来了诸多不便，而且也给身心造成了过度负担！但是，糖尿病究竟为什么会找上我们呢？

糖尿病又称"富贵病""国民病"，主要的特点是"三多一少"的症状明显。它的主要并发症有：视网膜病变、糖尿病肾病、脑血管病变等。严重时可导致昏迷，甚至死亡。所以防治糖尿病及其并发症迫在眉睫！

糖尿病是什么样的病

所谓糖尿病，简单地说，就是由于患者体内的胰岛素分泌绝对或相对不足，对糖类的利用能力减低，而造成血糖过高、尿中有糖的现象。它主要是由遗传、免疫功能紊乱等原因所致。糖尿病患者"三多一少"的症状较明显，即多食、多饮、多尿、消瘦。

本节名词

❶ 胰岛素

胰岛素是从胰腺中分泌出来的，它是一种激素，由51种氨基酸组成。

❷ 肾糖阈

尿中开始出现葡萄糖时的最低血糖浓度，称为肾糖阈。

❸ 尿糖

尿糖是指尿中的糖分，主要是指尿中的葡萄糖。

❹ 肾小球

肾小球为血液的过滤器，由内皮细胞层、基膜层、肾小囊上皮细胞层组成。

❺ 肾小管

它分布的位置一般在近球小管、髓袢细段和远球小管中。

糖尿病的发病原因

追究起糖尿病的病因，主要是由于胰脏分泌**胰岛素** ❶ 绝对或相对不足，或是胰岛素无法正常发挥它的功能所致。

每当人体进食后，血液中的葡萄糖浓度（即血糖浓度）都会随之升高，但由于糖尿病患者无法正常分泌胰岛素，或周围组织对胰岛素抵抗，以致细胞不能有效运用葡萄糖，而使葡萄糖滞积在血液中，此时血糖浓度必然激增。而在正常状况下，尿中应该没有葡萄糖，但若血糖浓度太高，超出**肾糖阈** ❷，肾脏则无法有效地将葡萄糖再吸收，便会有**尿糖** ❸ 的情形产生。这也就是"糖尿病"的由来。

从"三多一少"中直观看糖尿病

多食

由于大量尿糖丢失，机体处于半饥饿状态，能量缺乏，所以需要立即补充，这时候就会引起食欲亢进，食量增加。

多饮

因为尿的增多，所以身体内的水分大部分流失。这就直接刺激到了口渴中枢，出现饮水量和饮水次数都增多的现象。

多尿

尿量增多，排尿次数也随之增多。糖尿病患者血糖浓度增高，但是体内的葡萄糖却不能被充分利用，特别是经**肾小球** ❹ 滤出后又不能被**肾小管** ❺ 重新吸收，以至于形成高渗透性利尿。血糖越高，排出的尿糖就越多，因此尿量也就多起来了。

消瘦

由于身体内的葡萄糖不能被充分吸收，因此只能靠脂肪和蛋白质分解来补充能量和热量。其直接后果就是体内的碳水化合物、脂肪及蛋白质被大量消耗，再加上水分的丢失，因此患者体重减轻，身体愈发消瘦。

这些人离糖尿病很近

中国人在糖尿病方面的遗传易感性比较强。根据流行病学的调查结果，在新加坡、马来西亚、毛里求斯、美国、加拿大，以及我国香港这些比较发达的国家和地区，华人患糖尿病的概率已经达到 10%~15%，几乎达到或者超过了其他人种患糖尿病的概率。

本节名词

❶ 家族史阳性
即直系亲属中有患糖尿病的人。

❷ 尿糖阳性
只有血糖值超过 160~180mg/dl 时，糖才能较多地从尿中排出，形成尿糖，即尿糖呈阳性。

为什么糖尿病患者越来越多

物质条件

在经济状况迅速改善的条件下，面对各种美味的食物，大多数国人随意吃喝，为引发糖尿病埋下了很深的隐患。

不良的生活习惯

不科学、不健康的生活方式导致糖尿病患病率上升。有些人的自我保健意识和保健知识的匮乏，如大吃大喝、运动量太少等，都是患糖尿病的直接原因。

高强度的工作压力

快速的生活节奏、过大的生活压力导致的情绪的紧张焦虑，也会诱发糖尿病。

哪些人更易诱发糖尿病

糖尿病分为原发性糖尿病和继发性糖尿病两大类。而在原发性糖尿病中又以1型糖尿病和2型糖尿病为主。

1型糖尿病的高发人群

1型糖尿病多见于儿童和青少年中，因此又被称为"青年型糖尿病"。但也可能发生在人一生中的各个年龄段，尤其是在女性更年期阶段较为常见。1型糖尿病的高危人群是指家族史阳性 ❶，具有某种遗传标志和免疫学标志的人群。

2型糖尿病的高发人群

45岁以上人群是2型糖尿病的高危人群。除此之外，肥胖者、曾有过高血糖或尿糖阳性 ❷ 者、生过8斤以上的巨大胎儿者都是极易诱发2型糖尿病的高危人群。

糖尿病和血糖值的亲密关系

随着糖尿病患病人数的急剧增加，"国民病""富贵病"这些名词也变得不再陌生了。但是无论是糖尿病确诊患者还是疑似患者，不仅要正确地认识糖尿病，更重要的是要去理解为什么血糖升高会引发糖尿病。

本节名词

❶ 碳水化合物

碳水化合物亦称糖类化合物，是自然界存在最多、分布最广的重要有机化合物。

❷ 血糖值

血糖是种存在于血液中的葡萄糖，血糖值即葡萄糖在血液中的浓度。

❸ 单糖

单糖就是不能再水解的糖类，是构成各种二糖和多糖分子的基本单位。

❹ 糖原

是糖在人体中的主要贮存形式。在肝脏和肌肉中贮存较多，分别称为肝糖原和肌糖原。

❺ 肝糖

一种多糖，又称肝淀粉、糖原。

❻ 甘油

甘油是甘油三酯分子的骨架成分，能水解成甘油和脂肪酸。

❼ 神经细胞

是神经系统的细胞，主要由神经元和神经胶质细胞组成。

血糖的产生

人体的生命活动主要是以血液中的葡萄糖（即血糖）作为能量来源的。它是由人体从食物中摄取的碳水化合物❶转化而成的。因此，在进食后不久，碳水化合物就进入血液中，作为能量被加以利用而逐渐减少。所以在每次进食后，它都会经历一个上升且再次下降的过程。由于血糖是由碳水化合物转化而成的，所以血液中表示血糖量的血糖值也会在一定的范围内上下波动。

糖尿病患者的血糖值

健康人的血糖值❷在进食前最低为70mg/dl，进食后最高也不高于140mg/dl，并在此范围内上下波动。但糖尿病患者不同，轻度糖尿病患者在饭前可达到120~130mg/dl，饭后上升到200mg/dl左右。重症患者空腹时最低也达到200mg/dl，进食后可超过300mg/dl。

恰当的血糖浓度是身体健康的保护盾

糖分是身体必不可少的营养物

我们日常生活中所消耗的能量都是由食物转化成单糖❸后，随着血液被运送到全身细胞所得来的。如果一时消耗不了，则会以糖原❹的形式存储在肝脏和肌肉中。但是肝脏的存储空间是有限的，一旦出现"饱和"的状态就会自动转化成脂肪。

糖分为身体提供能量保证

存储在体内的肝糖❺是维持血糖正常浓度的基础。人体在剧烈活动后，或在空腹时，肝糖会自动分解，为细胞提供能量。不仅如此，如果肝糖不够的话，脂肪中的甘油❻成分也可通过氧化产生能量。

神经细胞靠糖类维持生存

人类的大脑和神经细胞❼都必须依靠糖类来维持基本生存。如果糖类不充足，人体甚至会自动分泌激素摧毁某些肌肉组织，从而达到将蛋白质转化为糖类的目的。

了解糖尿病的病理

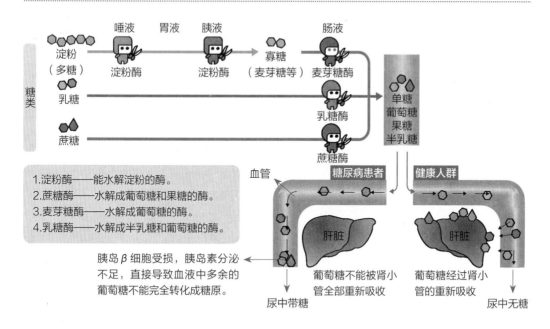

1.淀粉酶——能水解淀粉的酶。
2.蔗糖酶——水解成葡萄糖和果糖的酶。
3.麦芽糖酶——水解成葡萄糖的酶。
4.乳糖酶——水解成半乳糖和葡萄糖的酶。

胰岛 β 细胞受损，胰岛素分泌不足，直接导致血液中多余的葡萄糖不能完全转化成糖原。

糖尿病患者居高不下的血糖值

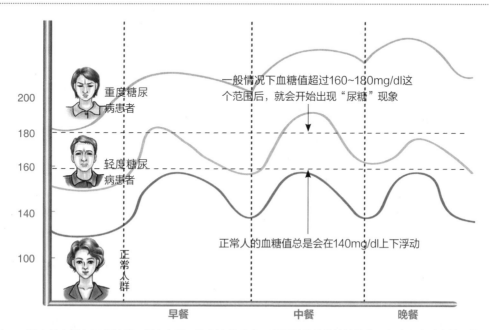

注：一般人的血糖在三餐过后，都会出现一次急速的升高，但是随着葡萄糖的转化，各大器官对它的吸收和利用，血糖又会开始逐渐下降。但是，糖尿病患者却不被这个规律所左右，一旦血糖升高，是怎么也不会下降到正常值范围内的。

遗传不是糖尿病的直接诱因

糖尿病具有明显的遗传性（尤其是 2 型糖尿病患者）。经专家研究发现，如果父母双方都患有糖尿病，那么其子女患病的概率将是普通人的 15~20 倍。

本节名词

❶ 1型糖尿病

1 型糖尿病是由免疫系统发育不良或免疫应激引发的糖尿病。

❷ 2型糖尿病

2 型糖尿病和 1 型糖尿病一样，也是由遗传因素和环境因素长期共同作用而导致的。不过，2 型糖尿病的遗传性更强，发病的机制也更复杂（具体请见 50 页）。

❸ 胰岛

是胰的内分泌部分，它由许多大小形状不定的细胞团组成，分布在胰的各处。

1型糖尿病和 2 型糖尿病的遗传因素

1型糖尿病 ❶ 和2型糖尿病 ❷ 都属于原发性糖尿病，并且它们的发病均会涉及遗传因素。研究发现，2 型糖尿病的遗传倾向更加明显。不过值得一提的是，两种类型的糖尿病虽然在叫法上略有相同，但是在人体内所遗传的"物质"却大不一样。

1型糖尿病

人体内部的胰岛 ❸ 容易受病毒侵害，致使人体的免疫系统受到破坏，这一基因就会遗传给后代。即遗传的是胰岛遭受病毒侵害，并发生自身免疫性破坏的基因。

2型糖尿病

遗传的是肥胖、胰岛素分泌不足、利用率下降的基因。

糖尿病的遗传仅仅体现在易感性上

糖尿病属于遗传性的疾病，糖尿病患者的子女肯定比正常人的子女易患糖尿病。如果父母双方都是糖尿病患者，那么子女在成长过程中的发病概率也会比普通人高出 15 倍左右。虽然遗传对发病的影响略高于环境，但是这并不是印证"龙生龙，凤生凤"的道理！因为它们遗传的不是糖尿病本身，而是糖尿病的易感性！

研究表明，即使父母均为 2 型糖尿病患者，但是其子女的患病率也不会超过 20%。

糖尿病患者往往是普通人

虽然说糖尿病患者的子女体内存在糖尿病的易感性特质，但是因他们从小就对糖尿病了解甚多，加上平时又注意自己的饮食起居，充分做到了防患于未然，反而不易得糖尿病。即使出现轻微的血糖增高，他们也会立刻采取措施，积极避免。

而没有糖尿病家族史的人就不一样了，因为对疾病相关的知识知之甚少，再加上既不注意日常饮食，又缺乏适当的自我保护，结果反倒成了家庭里第一个患糖尿病的人！

糖尿病易感体质的遗传

如果自己的父母或是兄弟姐妹中有一人患有糖尿病,那么你是糖尿病易感体质的概率就会大大升高。

我们亚洲人同欧美人相比,由于饮食的差异,胰腺分泌胰岛素的能力会略微差一些。

糖尿病　　糖尿病易感体质　　糖尿病　　糖尿病易感体质

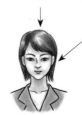

糖尿病易感体质　　　　　糖尿病

健康人群中的糖尿病"预备军"

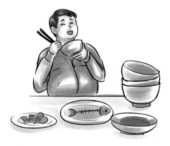

饮食过量

如果在每日三餐之外还摄入过多脂肪,就会极大地增加胰腺的负担,使它容易疲惫而"生病"。

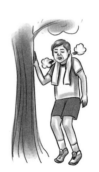

缺乏运动

如果身体总是处于长期休息的状态,没有加强体育锻炼,那么体内的葡萄糖就很容易"堆积成山",形成肥胖。

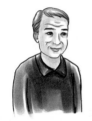 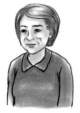

年龄增大

随着年龄的增长,身体各部分的功能也逐渐衰退。同样,胰岛素的分泌能力也在缓慢降低。

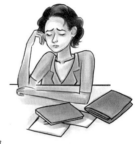

工作压力

每天都高负荷地工作,再加上生活习惯不规律,这很容易引起人体内血糖的升高。

肥胖更易诱发糖尿病

由于暴饮暴食和缺乏运动，肥胖者在不断增加。有人指出，在肥胖人群中糖尿病患病率是体重正常的人的 1.5~2 倍。因此，对于那些患糖尿病的肥胖者来说，首先必须解决的问题就是减肥。

本节名词

❶ 胰岛素受体

Insulin Receptor，胰岛素受体是一种跨膜大分子糖蛋白，由两个 α 亚基和两个 β 亚基组成。

❷ BMI

Body Mass Index，体格指数。主要反映全身性超重和肥胖。

❸ WHR

Waist-hip Ratio，腰臀比。腰臀比值越大，腰腹或内脏组织就越有可能堆积更多的脂肪。

肥胖招致糖尿病的三大原因

原因1：

肥胖者之所以血糖容易升高，一个主要原因便是他的脂肪细胞增多，可是本身所携带的胰岛素受体 ❶ 数目却是相对固定的。随着脂肪越聚越多，受体相对减少了。这就直接削弱了胰岛素对血糖的敏感度，胰岛为了扭转这种局面，就开始不停地工作来加快胰岛素的释放，但是久而久之，胰岛累垮了，功能也衰竭了，胰岛素越来越少，少到不能有效抑制血糖的上升，也就患上了糖尿病。

原因2：

肥胖者一般都很"懒"，不爱运动。这很不利于身体内部的代谢循环。体内代谢一旦减慢，时间久了就易导致血糖升高。

原因3：

肥胖人群一般都不会是单纯意义上的"肥胖"。研究发现，一般患有高血压和高脂血症等疾病的患者在很大程度上易诱发糖尿病。

对于肥胖的正确认识

肥胖就是体内脂肪含量超过合理含量。严格来讲，体内脂肪较多与体重较重有所不同。人们一般认为成人的体重较重的话，体内脂肪就会较多。我们可根据 BMI❷（Body Mass Index，体格指数）判断自身是否肥胖（见右页图）。肥胖者患糖尿病的概率很高，所以减肥势在必行。

导致肥胖的原因

导致肥胖的原因在于从食物和饮料中摄取的热量多于运动所消耗的热量。

肥胖的类型

肥胖分为上半身肥胖（也称为苹果型肥胖，多见于男性）和下半身肥胖（也称为洋梨型肥胖，多见于女性）。上半身肥胖（即腰围/臀围 WHR❸ 的比例大于 0.7）更容易引发糖尿病；而不足 0.7 的则会被视为下半身肥胖。

引起糖尿病的诸多诱因

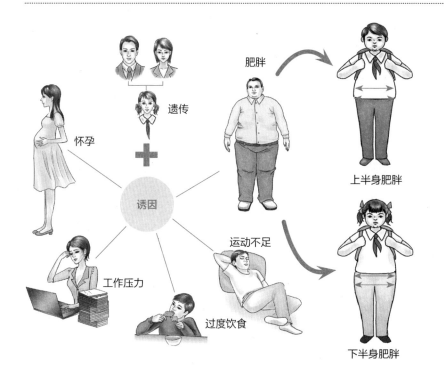

苹果型
腰臀比≥0.7的
人即属于上半身
肥胖

洋梨型肥胖
腰臀比<0.7的
人即属于下半身
肥胖

遗传
怀孕
肥胖
上半身肥胖
诱因
运动不足
工作压力
过度饮食
下半身肥胖

体重计算式——给自己吃个定心丸

BMI计算式&肥胖的标准

BMI=体重（kg）÷身高（m）÷身高（m）
BMI=18.5~22.9为标准体重（仅限中国）

BMI 分类	偏瘦	正常	超重	偏胖	肥胖	重度肥胖	极度肥胖
WHO 标准	<18.5	18.5 ~24.9	≥25	25.0 ~29.9	30.0 ~34.9	35.0 ~39.9	≥40.0
亚洲标准	<18.5	18.5 ~23.9	≥24	24~26.9	27~29.9	≥30	—
中国参考标准	<18.5	18.5 ~22.9	≥23	23~24.9	25~29.9	≥30	—
相关疾病发病的危险性	低（但患其他疾病的危险性增加）	平均水平	—	增加	中度增加	严重增加	非常严重增加

压力过大导致血糖升高

心理压力也就是我们平常所说的精神压力。在当今社会这种快节奏的生活中，每一个人都要应对来自生活、工作、感情等各个方面的问题。压力过大的直接后果就是会损害我们的身体健康。

本节名词

❶ 类固醇激素

又称甾体激素。在维持生命、调节性功能等方面有明确作用。

❷ 抑郁

主要指以心境低落为主的精神状态。

压力过大极易导致糖尿病

压力包括寒冷、疼痛等身体方面的压力和家务、工作、人际关系等精神方面的压力。人在处于高压状态时，身体就会分泌一种类固醇激素 ❶，这种激素可使血糖升高，如果人们长期处于高强度的压力之下，就极易陷入一种抑郁 ❷ 状态，这时候的血糖一旦升高，就不容易下降了。

"吃"是缓解压力最错误的途径

不少人以吃的方式来缓解压力，这样做非但不能很好地令身体放松，反而会增加糖尿病的发病概率。因为暴饮暴食的直接后果就是血糖上升（具体请见 28 页）。况且这时候我们正处于心情的低谷，类固醇激素在不断分泌的同时，也进一步加重了胰岛的负担，来自双方面的"压力"最终导致血糖居高不下。

做一个快乐的"糖人"——心情左右病情

一般来说，糖尿病的发生、发展都和精神因素有着密切的关系。尤其是在得知自己患病后，心理状态往往会发生相应的变化。再加上糖尿病是一种不能治愈的疾病，病情又会经常出现波动，这就会给我们的精神造成极大的压力，从而产生焦急、绝望的情绪。

成功走出糖尿病困扰的二部曲

1. 树立正确的疾病认识

虽然我们身患糖尿病，可是要认识到它并不是什么可怕之症，只要积极配合医生的治疗，生活规律，采取积极的运动，是可以很好地控制病情的。

2. 增强战胜疾病的信心

由于病情的反反复复，很多糖尿病患者对自己渐渐地失去了信心，以至于产生了消极的情绪，这同样会对病情的控制产生极大的阻碍。虽然我们身患糖尿病，但是一个乐观的心态，一份战胜疾病的勇气，对于缓解病情可以起到积极的作用。

压力过大导致血糖升高

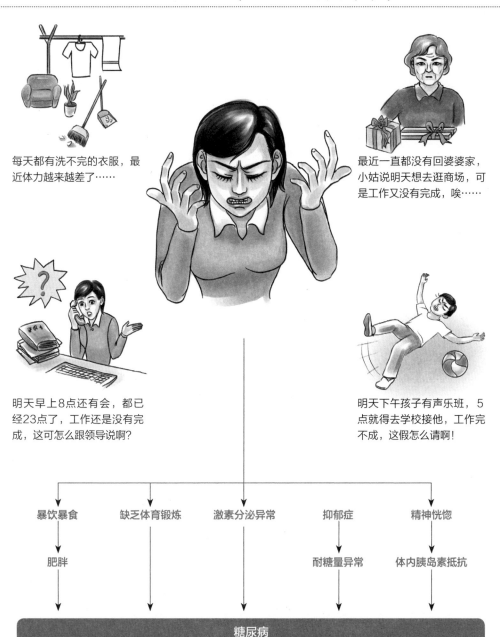

每天都有洗不完的衣服，最近体力越来越差了……

最近一直都没有回婆婆家，小姑说明天想去逛商场，可是工作又没有完成，唉……

明天早上8点还有会，都已经23点了，工作还是没有完成，这可怎么跟领导说啊？

明天下午孩子有声乐班，5点就得去学校接他，工作完不成，这假怎么请啊！

暴饮暴食 → 肥胖

缺乏体育锻炼

激素分泌异常

抑郁症 → 耐糖量异常

精神恍惚 → 体内胰岛素抵抗

糖尿病

无论是身体上的压力还是精神上的压力，过度的疲劳都会引起自身胰岛素的抵抗。虽然胰岛素抵抗的成因至今尚未完全弄清楚，但是一般认为是人体内胰岛素的接收器出现了问题，机体不能正常地分泌胰岛素，使得人体对葡萄糖的耐受力减弱，因此导致糖尿病。

胰岛素
是调节血糖的唯一激素

胰岛素是从胰岛中分泌出来的，它是一种激素，由 51 种氨基酸组成，分子量大约是 6000 道尔顿。胰岛素是人体内部最主要的、也是唯一的一种降糖激素。

本节名词

❶ 靶细胞

某种细胞成为另外的细胞或抗体的攻击目标时，前者就叫后者的靶细胞。

❷ 胰岛素原

胰岛素原是胰岛素的前身。在整个胰岛素合成过程中，最先合成的是前胰岛素原，然后胰岛素原进一步分解，形成胰岛素。

胰岛素——降低血糖的唯一激素

人体进餐后血糖随之升高，这时胰岛就会释放出胰岛素来适当地调节血糖，它可以通过将血糖作为能量源来加以利用，或是将其转化为糖原或脂肪加以储存这几种方式，从而最终达到降低血糖的目的。

胰岛素的三大作用

1. 胰岛素通过与其靶细胞❶上的受体结合，能促使细胞外的葡萄糖进入细胞之内，并转变为糖原储存。

2. 胰岛素能够抑制糖原重新分解为葡萄糖，从而降低血糖。

3. 胰岛素能够促进蛋白质和脂肪的合成，防止蛋白质和脂肪转化为葡萄糖。

C- 肽——正确反映胰岛素分泌能力的"标尺"

在胰岛素原❷分泌成胰岛素的过程中，每生成一个胰岛素分子，就释放出一个 C- 肽分子。C- 肽具有一定的生物活性，它能够对胰岛素的合成与分泌起到调节作用。在 C- 肽的分泌过程中，具有这样几个特点：

1. C- 肽的量就是胰岛素的量，通过测定C-肽量就能了解胰岛素的分泌水平。

2. C- 肽分子比胰岛素稳定，在人体内部的存在时间较长，有利于测定胰岛功能。

另外，C- 肽分子与胰岛素明显不同，注摄胰岛素的患者难以测定自身产生的胰岛素水平，但是可以通过测定 C- 肽分子来确定。所以说，C- 肽不仅是反映患者自身胰岛素分泌能力的一个重要指标，而且有助于分辨患者是属于 1 型糖尿病还是 2 型糖尿病。

胰岛素出问题，血糖居高不下

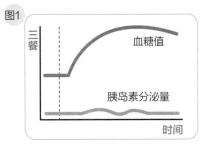

图1

胰岛素分泌量很低

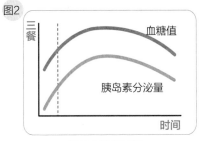

图2

胰岛素分泌迟缓

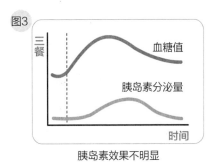

图3

胰岛素效果不明显

图1 每当我们进餐的时候，由于胰岛素分泌不足，导致血糖居高不下。

图2 由于胰岛素分泌的时间点向后推迟，导致血糖居高不下。

图3 胰岛素虽然正常分泌，可它不能100%发挥出调节血糖的作用，所以血糖久久不能下降。

血糖在胰岛素的调节下保持稳定

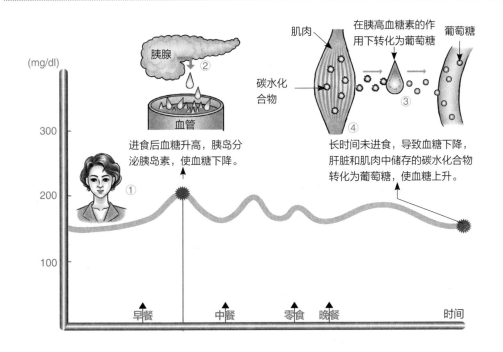

进食后血糖升高，胰岛分泌胰岛素，使血糖下降。

在胰高血糖素的作用下转化为葡萄糖

长时间未进食，导致血糖下降，肝脏和肌肉中储存的碳水化合物转化为葡萄糖，使血糖上升。

食物决定血糖含量

食物中含有大量的碳水化合物、蛋白质、脂肪、维生素、矿物质等营养成分。其中，碳水化合物、蛋白质、脂肪被称为人类生命活动能量来源的三大要素，碳水化合物又是在能量源转化中起主要作用的营养物质。

本节名词

❶ 唾液

唾液是一种无色稀薄的液体，pH 值为 6.6~7.1，正常人每日唾液分泌量约为 1.0~1.5 升。

❷ 胃液

无色酸性液体，pH 值：0.9~1.5，是体内 pH 值最低的液体。

❸ 肠液

肠液是弱碱性液体，pH ≈ 7.6，分泌量 1~3 升 / 日。含有大量水分、无机离子、黏蛋白、酶类。

❹ 甲苯磺丁脲

甲苯磺丁脲可以促进胰岛 β 细胞分泌胰岛素，起到降低血糖的作用。

❺ 葡萄甘露聚糖

半纤维素的组成之一，在裸子植物细胞壁中，该聚糖可占到 12%~15%。

❻ 银耳多糖

银耳多糖有改善机体免疫功能及增加白细胞的作用。

饭后血糖升高的关键原因

碳水化合物主要存在于米饭、面包、水果中，经唾液 ❶、胃液 ❷、肠液 ❸ 消化，大部分会被分解为葡萄糖。它们在肠胃中被吸收，在经过肝脏之后，又被输送到血液中。因此，每当饭后，血糖都会有小幅度的升高。

胰岛素令血糖平缓下降

胰岛素作为降低血糖浓度的唯一激素，在人体的生理活动中起着至关重要的作用。而糖尿病患者之所以血糖值居高不下，也正是由于这个环节遭到了破坏。在正常情况下进食，胰岛素是完全有能力将这些血糖转化为糖原存储在肝脏和肌肉中的。

五种蔬菜平稳降糖有奇效

苦瓜

苦瓜味极苦，性寒。现代医学研究发现，苦瓜的粗提取物类似于胰岛素的作用，它能降低血糖，对糖尿病有良好的防治作用。

洋葱

洋葱味甘，性微温。洋葱中含有类似降糖药物**甲苯磺丁脲** ❹ 的成分，经常食用洋葱，既可充饥，又能降糖治病。

魔芋

魔芋是一种低热能、高纤维素的食物。它所含有的**葡萄甘露聚糖** ❺，分子量大，黏性高，在肠道内排泄缓慢，能延缓葡萄糖吸收。

南瓜

南瓜味甘，性温。现代研究发现，南瓜能促进胰岛素的分泌，对糖尿病有防治作用。

银耳

银耳含有丰富的**银耳多糖** ❻，它可以影响胰岛素的活性，将胰岛素在体内的作用时间从 3~4 小时延长至 8~12 小时，使其更好地发挥作用。

一日三餐与血糖的关系

人体一旦进食……

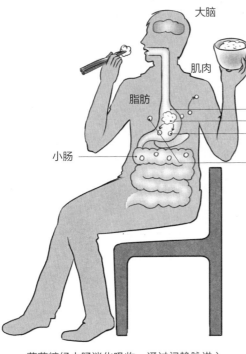

大脑

肌肉

脂肪

小肠

碳水化合物通过食物（米饭、面包、蔬菜等）被人体吸收。

胃
食物在胃中被消化
葡萄糖

葡萄糖被送往大脑及全身各处的脂肪和肌肉组织处

葡萄糖经小肠消化吸收，通过门静脉进入肝脏，之后被输到全身各组织。

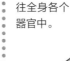

葡萄糖作为能量源被送往全身各个器官中。

进餐后不久……

未被利用的葡萄糖转换成糖原储存在人体的肝脏、肌肉或是脂肪中。

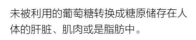

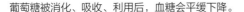

葡萄糖被消化、吸收、利用后，血糖会平缓下降。

暴饮暴食
使胰腺工作能力下降

胰岛素是由胰腺中的 β 细胞分泌产生的，它不仅可以促进体内细胞对葡萄糖的吸收，还能够抑制糖原重新分解为葡萄糖，达到使血糖降低的目的。如果饮食过量，大量的糖分会超出胰岛素的处理能力，这就极易出现血糖调整不通畅的情况。

本节名词

❶ 甘油三酯

Triglyceride，缩写为 TG。它是人体内含量最多的脂类。

❷ 脂蛋白

Lipoproteins，它是一种与脂质复合的水溶性蛋白质。

❸ 酮体

Ketone body，酮体是脂肪分解的产物，它包括乙酰乙酸、β－羟基丁酸以及丙酮三种成分。

❹ 酮症酸中毒

是糖尿病的急性并发症之一。它的症状主要是恶心、嗜睡、呼气中有烂苹果味等。

暴饮暴食直接破坏胰腺

饮食过度，身体内就会"堆积"大量的糖分，这从根本上超出了胰岛素本身的处理能力。葡萄糖不能及时被转化为糖原，或是被细胞利用，那么血糖就会持续升高。这种状况一直持续的话，那么胰腺分泌胰岛素的能力也就逐渐降低，产生"病态"。

胰腺分泌能力下降，引发身体"亚健康"

胰岛素可促进葡萄糖的吸收，但又不仅仅担负辅助作用。

不仅如此，如果胰腺的分泌能力下降，那么即使细胞想要去利用葡萄糖，也都不再是件简单的事了！胰腺被破坏，胰岛素分泌量下降，身体也就会产生各种各样的问题，像肥胖症就是最典型的例子。

警惕糖尿病代谢紊乱

胰腺由于一系列外部原因遭到破坏后，机体内部很容易引起 4 种全身性的代谢紊乱：

糖代谢紊乱

患者血糖升高，血糖呈阳性。

脂肪代谢紊乱

患者的血脂，尤其是血液中**甘油三酯** ❶ 的水平上升。与之相反，对身体起保护性作用的高密度**脂蛋白** ❷ 却过低，结果使高血压、动脉硬化、冠心病的发病概率增大。急性脂肪代谢紊乱可造成脂肪大量分解，产生过多的**酮体** ❸，最终出现**酮症酸中毒** ❹。

蛋白质代谢紊乱

患者体内蛋白质合成受阻，分解却很旺盛，造成体重急剧下降。

酸碱代谢紊乱

若控制不当，患者会出现脱水，体内盐分丢失严重，危及生命。

胰腺的分泌原理

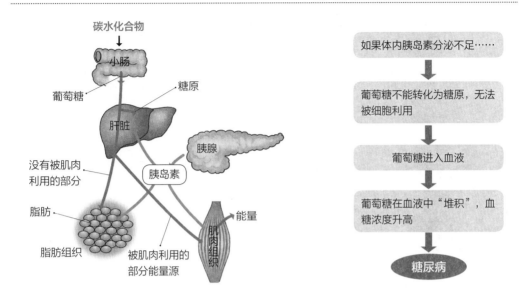

碳水化合物

小肠

葡萄糖

糖原

肝脏

胰腺

胰岛素

没有被肌肉
利用的部分

脂肪

脂肪组织

被肌肉利用的
部分能量源

能量

肌肉组织

如果体内胰岛素分泌不足……

葡萄糖不能转化为糖原，无法
被细胞利用

葡萄糖进入血液

葡萄糖在血液中"堆积"，血
糖浓度升高

糖尿病

肥胖和饮食过量严重影响胰岛素分泌

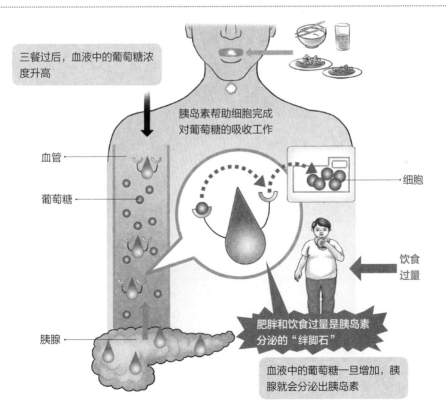

三餐过后，血液中的葡萄糖浓
度升高

胰岛素帮助细胞完成
对葡萄糖的吸收工作

血管

葡萄糖

胰腺

细胞

饮食
过量

肥胖和饮食过量是胰岛素
分泌的"绊脚石"

血液中的葡萄糖一旦增加，胰
腺就会分泌出胰岛素

远离糖尿病并发症

糖尿病并发症主要包括急性并发症和慢性并发症两种。急性并发症发病迅速且明显，多见于1型糖尿病患者之中，但是如果治疗及时是可以完全治愈的。可是慢性并发症却不然，它发病较为缓慢，并且难以逆转。

本节名词

❶ 大血管并发症

糖尿病性大血管病变是指主动脉、冠状动脉、脑基底动脉、肾动脉及周围动脉等动脉粥样硬化。

❷ 微血管并发症

糖尿病患者微血管病变的主要部位是视网膜、肾脏等处的微血管，它的病理变化主要是毛细血管基底膜增厚。

❸ 神经病变

糖尿病神经病变是糖尿病在神经系统发生的多种病变的总称。

糖尿病初期的六大自觉症状

糖尿病初期的六大自觉症状有：（1）喉咙异常干燥；（2）尿量和尿的次数增加；(3)强烈的疲倦感；(4)突然想吃甜食；(5)食欲异常旺盛，但自己没有意识到；(6)有食欲，但明显消瘦。

患糖尿病后，血糖作为能量来源不能被充分吸收，积聚于血液中，随尿液排出体外。这时，脂肪和蛋白质不得不被当作能量来加以利用。因此人体很容易产生疲劳感，体重也会随之下降。而且，在葡萄糖随尿液排出的时候，水分大量丢失，而造成喉咙干燥，口渴。

没有自觉症状不等于身体健康

糖尿病患者血糖值稍高于标准时，即使出现尿糖现象，这些自觉症状也未必会完全表现出来。可是，我们不能就此轻易地认为自己的健康没有大碍而置之不理。相反，如果不及时就医，就很可能演变至不可挽回的地步。

糖尿病慢性并发症——威胁健康的无形杀手

糖尿病患者最容易患三种慢性并发症：

大血管并发症 ❶：脑血管、心血管和其他大血管，尤其是下肢血管很容易发生病变。

微血管并发症 ❷：即肾脏病变和眼底病变。因为人体全身都有微血管，而肾脏病变和眼底病变容易查出，所以通常在临床上所说的微血管并发症主要是指这两个症状。

神经病变 ❸：包括负责感官的感觉神经病变，支配身体运动的运动神经病变，以及控制人体内脏、血管和内分泌功能的自主神经病变。

虽然说糖尿病慢性并发症发展到一定时期，是难以逆转的。但是我们也不必因此而恐慌。及时去医院就诊，做到防患于未然是可以避免或延缓糖尿病慢性并发症的。

当心糖尿病并发症敲你的门

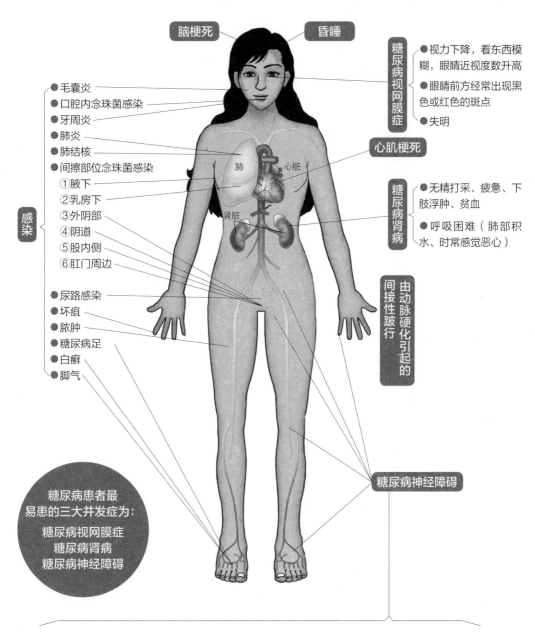

脑梗死

昏睡

糖尿病视网膜症
● 视力下降，看东西模糊，眼睛近视度数升高
● 眼睛前方经常出现黑色或红色的斑点
● 失明

心肌梗死

糖尿病肾病
● 无精打采、疲惫、下肢浮肿、贫血
● 呼吸困难（肺部积水、时常感觉恶心）

由动脉硬化引起的间接性跛行

感染
● 毛囊炎
● 口腔内念珠菌感染
● 牙周炎
● 肺炎
● 肺结核
● 间擦部位念珠菌感染
　①腋下
　②乳房下
　③外阴部
　④阴道
　⑤股内侧
　⑥肛门周边
● 尿路感染
● 坏疽
● 脓肿
● 糖尿病足
● 白癣
● 脚气

肺　心脏

肾脏

糖尿病神经障碍

糖尿病患者最易患的三大并发症为：
糖尿病视网膜症
糖尿病肾病
糖尿病神经障碍

自主神经障碍
● 便秘、拉肚子
● 头晕目眩、站立时重心不稳
● 如果是男性的话，则会出现精力减退、阳痿等症状
● 如果是女性的话，则会出现月经不调、提前闭经等现象

末梢神经障碍
● 手脚尖发冷、身体发麻，疼痛呈袜套、手套样分布
● 肌张力减弱和肌肉萎缩

糖尿病肾病
蛋白尿增多引发尿毒症

糖尿病肾病是最为严重的一种糖尿病微血管并发症。它是导致1型糖尿病患者死亡的主要原因之一。糖尿病肾病的病理主要是使肾小球发生硬化、肾小动脉产生玻璃样病变。随着病程的逐渐延长，患者将出现蛋白尿、水肿等症状，如不及时治疗，最终将演化成毒症。

本节名词

❶ 肾素

肾素（Renin）是肾小球旁器（也称球旁复合体）的球旁细胞释放的一种蛋白水解酶。

❷ 前列腺素

Postaglandin，存在于动物和人体中的一类不饱和脂肪酸所组成的具有多种生理作用的活性物质。

❸ 激肽

激肽是指血液中α-球蛋白经专一的蛋白酶作用后释放的一类活性多肽。

❹ 毛细血管

毛细血管是极细微的血管，管径的平均值为6~9μm，连于动、静脉之间，互相连接成网状。

肾脏的三大基本功能

肾脏是人体的重要器官之一，它的基本功能就是产生尿液，同时将代谢产物及时排出体外。不仅如此，它还具有重吸收的功能，可以将水分、葡萄糖、蛋白质、氨基酸、钾离子等营养物质保存在体内。对每一个人来说，肾脏在我们的日常生活中都起着至关重要的作用。

生成尿液，排出废物

人体在新陈代谢过程中，会产生很多的废弃物。它们之中的绝大多数都是经过肾小球过滤、肾小管重吸收后随尿液排出体外的。

维持体内酸碱平衡

人体内的代谢产物在经过肾小球的过滤和肾小管的重吸收后，排出了多余的水分，这样不仅调节了酸碱平衡，而且保持了内环境的稳定。

保持内分泌功能稳定

首先，肾脏分泌的肾素 ❶、前列腺素 ❷、激肽 ❸ 可调节血压，其次它分泌的促红细胞生成素可促进骨髓造血功能。

高血糖——糖尿病肾病的初始因素

糖尿病肾病与高血糖有着极其密切的关系，血糖控制不佳可加速糖尿病肾病的发展，良好的血糖控制可明显延缓其发展。

高血糖状况长期持续，会使毛细血管 ❹ 受到损伤。我们刚才已经提到，肾小球在体内起着过滤的重要作用，而肾小球的过滤膜就是由毛细血管构成的。

肾小球中的毛细血管受到损伤，过滤体内废物的功能就会降低，从而导致废弃物和毒物残留在体内。不仅如此，对于人体很重要的蛋白质也会因肾小管功能的降低而随尿液排出。因此，在肾病初期阶段，糖尿病患者的尿液中会出现蛋白质（即尿蛋白）。

最可怕的是：在这个阶段人体没有任何自觉症状！如果肾病持续恶化，将出现肾功能衰竭，严重时会引发尿毒症这种致命疾病。

肾脏功能受损不容小视

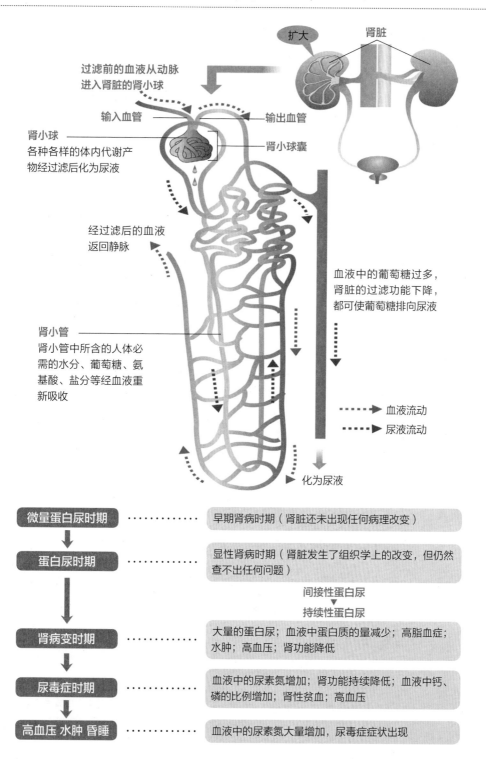

过滤前的血液从动脉
进入肾脏的肾小球

扩大 | 肾脏

输入血管 | 输出血管

肾小球
各种各样的体内代谢产
物经过滤后化为尿液

肾小球囊

经过滤后的血液
返回静脉

血液中的葡萄糖过多，
肾脏的过滤功能下降，
都可使葡萄糖排向尿液

肾小管
肾小管中所含的人体必
需的水分、葡萄糖、氨
基酸、盐分等经血液重
新吸收

- - - ▶ 血液流动
- - - ▶ 尿液流动

化为尿液

微量蛋白尿时期	早期肾病时期（肾脏还未出现任何病理改变）
蛋白尿时期	显性肾病时期（肾脏发生了组织学上的改变，但仍然查不出任何问题） 间接性蛋白尿 ▼ 持续性蛋白尿
肾病变时期	大量的蛋白尿；血液中蛋白质的量减少；高脂血症；水肿；高血压；肾功能降低
尿毒症时期	血液中的尿素氮增加；肾功能持续降低；血液中钙、磷的比例增加；肾性贫血；高血压
高血压 水肿 昏睡	血液中的尿素氮大量增加，尿毒症症状出现

糖尿病视网膜病变

糖尿病对眼睛的影响非常之大，由于糖尿病而引起的眼部失明要比非糖尿病患者高出 25 倍之多。据相关统计，我国现在住院的糖尿病患者发生视网膜病变的就有 35% 左右。世界范围内引起双目失明最为重要的原因之一就是糖尿病，因此我们决不能有所大意！

本节名词

❶ 晶状体

晶状体位于玻璃体前侧，周围接睫状体，呈双凸透镜状。

❷ 毛细血管瘤

血管瘤的一种，较为常见，属血管畸形。

❸ 单纯性视网膜病变

大部分的患者在此时期不会察觉视力受损，但视力会在不知不觉中逐渐模糊。

❹ 增殖性视网膜病变

增殖性视网膜病变是由单纯性视网膜病变发展而成，也是导致大部分视觉受损的因素。

糖尿病性白内障与老年性白内障的根本区别

所谓白内障就是由于晶状体变白而不透明所造成的。即使没有患糖尿病，老年人也比较容易患白内障。但是值得一提的是，单纯的老年性白内障与糖尿病性白内障还是有明显不同的。

糖尿病性白内障：在**晶状体** ❶ 中造成的白斑呈散射状。

老年性白内障：白斑多从晶状体核心部开始，逐渐向外扩散。

一个人患上了白内障，就像是一架照相机的镜头不透明了，看什么东西都"乌突突"的，很是模糊。好在白内障是可以通过手术来根治的。但是这一切都应该是在一个大的前提下：控制好血糖及血压。一旦控制不好，术中很可能会发生眼底出血或术后感染。

糖尿病导致后天失明的首要原因

我们在上一节提到过，高血糖症状长期持续，视网膜上的毛细血管就会受到损伤。在疾病初期时，视网膜上会出现像肿包一样鼓起的**毛细血管瘤** ❷ 或者是毛细血管的一部分被堵塞，进而造成血液流通不畅而出现白斑（即**单纯性视网膜病变** ❸）。但是在这个阶段，患者是察觉不到视力下降等问题的。

但是，如果对单纯性视网膜病变置之不理，视网膜上的毛细血管的出血情况就会变得很严重，为了弥补破损血管的功能，它的周围会生成新的血管，但这些新生血管很脆弱，非常容易破损。视网膜上的新生血管就会很容易出现"生成破损、破损生成"这种反复的现象。

视网膜病变持续恶化，就会演变成**增殖性视网膜病变** ❹，如果引起增殖性视网膜病变，那么出血就会更严重，失明的危险就会变得更高。

糖尿病视网膜病变原理

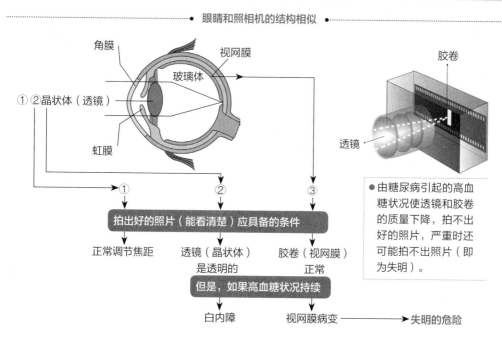

● 眼睛和照相机的结构相似 ●

角膜
视网膜
玻璃体
①②晶状体（透镜）
虹膜

胶卷
透镜

拍出好的照片（能看清楚）应具备的条件

① 正常调节焦距
② 透镜（晶状体）是透明的
③ 胶卷（视网膜）正常

但是，如果高血糖状况持续

白内障
视网膜病变 ──→ 失明的危险

● 由糖尿病引起的高血糖状况使透镜和胶卷的质量下降，拍不出好的照片，严重时还可能拍不出照片（即为失明）。

糖尿病视网膜病变演变过程

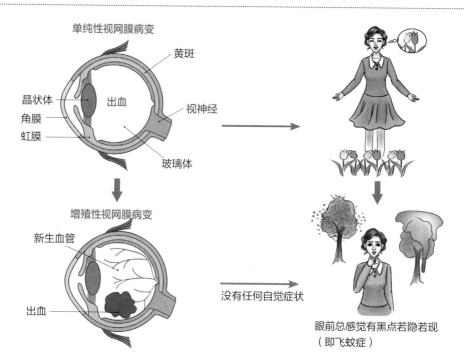

单纯性视网膜病变

黄斑
晶状体
出血
角膜
虹膜
视神经
玻璃体

增殖性视网膜病变

新生血管
出血

没有任何自觉症状

眼前总感觉有黑点若隐若现（即飞蚊症）

糖尿病神经病变

糖尿病性神经病变与肾病、视网膜病变并列为糖尿病三大并发症。与其他两种并发症不同的是，糖尿病神经病变在早期阶段即可在患者身上显现出初期症状。

本节名词

❶ 神经末梢

Nerve ending，即周围神经的纤维终末部分终止于其他组织中所形成的特有结构。

❷ 坏疽

Gangrene，组织坏死后因继发腐败菌的感染和其他因素的影响而呈现黑色、暗绿色等特殊形态。

❸ 溃疡

溃疡是皮肤或黏膜表面组织的局限性缺损、溃烂，其表面常覆盖有脓液、坏死组织或痂皮。

血糖居高不下严重破坏神经末梢

如果高血糖状况一直持续，就会使神经末梢 ❶ 变性（即细胞和组织因各种致病因素的作用向坏的方向发展），从而产生各种各样的神经障碍。神经障碍一般是从身体的末端开始，病人会时常感觉到手指、脚趾冰凉，有麻木和疼痛感，又或是膝盖下发疼等症状。在糖尿病初期，像糖尿病肾病或是视网膜病变都不会有自觉症状显现出来，唯有糖尿病神经病变在比较早的阶段就可被感受到。

疼痛感消失是诱发糖尿病足的危险前兆

神经病变中必须注意的是，如果神经纤维的损伤很严重的话，麻木感和疼痛感就会逐渐消失。有些人误认为疼痛感消失就已经治愈了，其实这是大错特错！由于感觉不到疼痛，轻微的脚伤或皮肤伤就不易被察觉和重视，以至于每年因这种脚伤引起糖尿病坏疽 ❷ 而截肢的患者有 3000 人以上。

糖尿病足会导致截肢手术

糖尿病足的主要症状是下肢疼痛及皮肤溃疡 ❸，在病变早期会出现下肢供血不足等症状，例如：抬高下肢时足部皮肤苍白，下肢下垂时又呈紫红色，足部发凉，足背动脉搏动减弱或者消失。糖尿病足从轻到重可分为三类：

间歇跛行

有时在走路时，突然下肢疼痛难忍，导致走路一瘸一拐，或者干脆不能行走。

下肢休息痛

休息时下肢也因缺血而疼痛，严重时可使患者彻夜难眠。

足部坏疽

下肢特别是脚上出现久久不愈的创口，甚至皮开肉裂、脚趾逐个脱落，叫人惨不忍睹。坏疽太过严重的患者就必须接受截肢，最终导致残疾。

糖尿病侵蚀神经末梢

神经病变的自觉症状

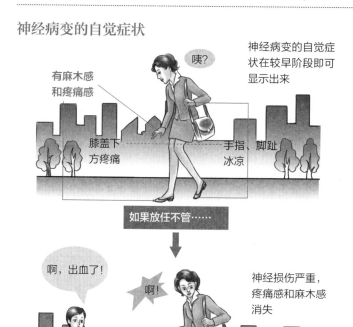

神经病变的自觉症状在较早阶段即可显示出来

有麻木感和疼痛感

膝盖下方疼痛

手指、脚趾冰凉

咦？

如果放任不管……

啊，出血了！

啊！

神经损伤严重，疼痛感和麻木感消失

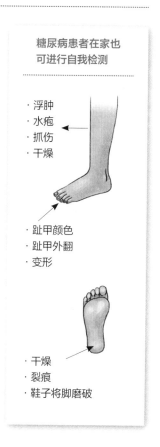

糖尿病患者在家也可进行自我检测

·浮肿
·水疱
·抓伤
·干燥

·趾甲颜色
·趾甲外翻
·变形

·干燥
·裂痕
·鞋子将脚磨破

可怕的糖尿病坏疽

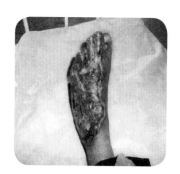

糖尿病坏疽的严重形态

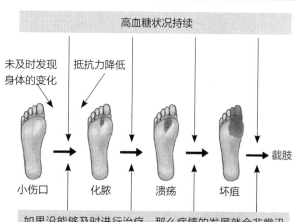

高血糖状况持续

未及时发现身体的变化

抵抗力降低

小伤口　→　化脓　→　溃疡　→　坏疽　→　截肢

如果没能够及时进行治疗，那么病情的发展就会非常迅速，最后只得依靠截肢手术了。

大血管障碍
提早10年诱发动脉硬化

动脉硬化是老化的一种形式。因此，即使是健康的人过了 40 岁，也会有不同程度的动脉硬化。但是，糖尿病患者的情况却有所不同，与健康人相比，糖尿病患者的动脉硬化要提早 10 年以上发生。

本节名词

❶ 脑卒中

Stroke，脑中风的学名，是一种突然起病的脑血液循环障碍性疾病。

❷ 心肌梗死

心肌梗死的病理主要是在冠状动脉粥样硬化病变的基础上并发粥样斑块破裂、出血，从而导致血管腔内血栓的形成。

❸ 心绞痛

Angina Pectoris，是指冠状动脉供血不足，心肌急剧的、暂时缺血与缺氧所引起的胸部不适。

❹ 冠状动脉

冠状动脉是供给心脏血液的动脉，起于主动脉根部，分左右两支，行于心脏表面。

高血糖"加快"动脉硬化的速度

高血糖，不仅会破坏毛细血管的组织从而引发各种疾病，甚至是大血管也会受到很大程度的损伤。我们说糖尿病是"推动"动脉硬化发展最大的危险因素一点也不假。所谓的动脉硬化，就是胆固醇沉积于受损的血管壁后，使得动脉管径变得狭窄、脆弱的一种非炎症性病变。

如果这种病变发生在我们的脑血管中，那么所引起的疾病就是脑卒中 ❶，倘若这种情况出现在心脏的血管中，那么引发的疾病就是心肌梗死 ❷ 或是心绞痛 ❸。无论是以上哪种疾病，它们都可称得上是性命攸关的"导火索"。

事关生命的两大疾病——脑卒中 & 心肌梗死

脑卒中

大脑内的动脉因堵塞不通而破损，进而造成颅内出血的这种情况，我们称之为脑出血。若是由于脑内血管堵塞而造成血流中断，我们则称之为脑梗死。如果患者出现了以下这 4 种情况，那么就要及时就医了。

1. 一侧的手或是腿出现麻木、麻痹等症状

2. 一侧的眼睛看事物模糊

3. 看物体重影

4. 突然间口齿不清

心肌梗死

心肌梗死是指心肌的缺血性坏死，它是在冠状动脉 ❹ 病变的基础上，血流急剧减少或中断，使相应的心肌出现严重而持久的急性缺血，最终导致心肌的缺血性坏死。心肌梗死的表现症状如下：

1. 胸部突然间绞痛难耐

2. 出冷汗，心跳加速及气喘

3. 胸闷

由动脉硬化引发的各大疾病

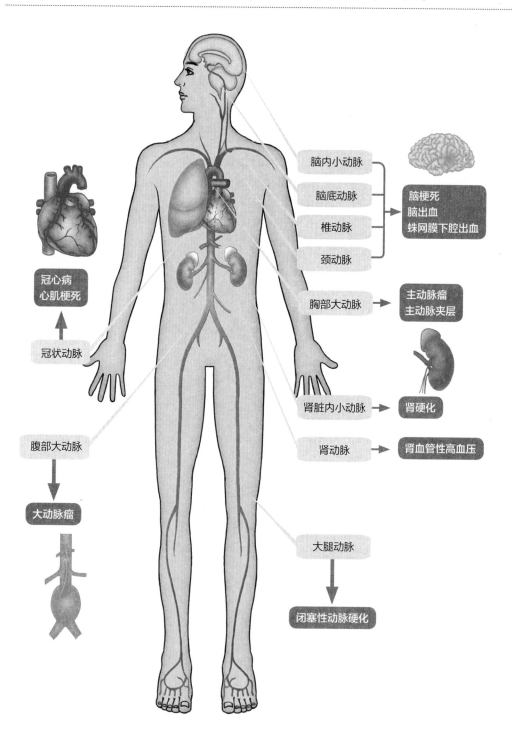

脑内小动脉
脑底动脉
椎动脉
颈动脉
→ 脑梗死
脑出血
蛛网膜下腔出血

冠心病
心肌梗死
↑
冠状动脉

胸部大动脉 → 主动脉瘤
主动脉夹层

肾脏内小动脉 → 肾硬化

肾动脉 → 肾血管性高血压

腹部大动脉
↓
大动脉瘤

大腿动脉
↓
闭塞性动脉硬化

糖尿病酮症酸中毒

胰岛素严重缺乏时，糖代谢紊乱急剧加重，只好动用脂肪供能。然而脂肪燃烧不完全，酮体产生过多，既不能被有效利用，又不能被排出体外。因此聚积在体内使得血酮水平升高。如果酮体聚积过多，导致血液变酸，就会出现代谢性酸中毒，我们称之为酮症酸中毒。

酮症酸中毒爆发的原因

酮症酸中毒是在血液中的胰岛素严重缺乏的情况下发生的。此时，机体不能充分利用葡萄糖，只能将肝脏和脂肪组织中存储的脂肪作为能量源来加以利用。脂肪作为能量源经过代谢，生成了酮体。血液中的酮体增加，血糖就会上升。血液呈酸性，即出现了酮症酸中毒。

1型糖尿病患者这些症状要警惕

当1型糖尿病患者出现咳嗽、呕吐、腹泻、身体状况恶化等症状而不能进食时，或是中止胰岛素的注射时，就很容易造成血清酮体水平升高，进而引发酮症酸中毒引起昏迷。

酮症酸中毒导致昏迷，如果不立刻接受治疗是很危险的。放任不管，会使患者从昏迷状态发展到**脱水 ❶** 状态，进而引起急性**肾功能衰竭 ❷**、急性**心功能衰竭 ❸** 等重大疾病。

预防酮症酸中毒的"三驾马车"

诱发酮症酸中毒的原因有很多，例如：急性感染、急性心肌梗死、脑卒中等情况。但是对于糖尿病患者来说，我们应该把如何预防放在首要位置。

在了解了诱发酮症酸中毒的原因后，如何预防就不再是一件难事了，驾驭好以下三驾马车，我们就可以很好地做到防患于未然。

合理的饮食加适当的运动

合理进食、进水、用药，加上适当的运动，可以有效地避免酮症酸中毒的发生和发展。

坚持正确的药物治疗

药物治疗最重要的基础就是客观地去对待那些徒有虚名的偏方，而接受正规医院的治疗。

及时处理酮症酸中毒的症状

糖尿病患者即使出现了酮症酸中毒的症状，也不要害怕，只要积极配合医生控制好自己的病情，是完全可以避免其发展的。

酮症酸中毒引发昏睡的机制

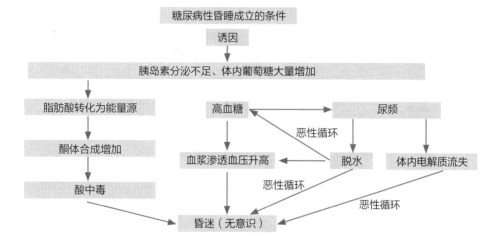

糖尿病性昏睡成立的条件

诱因

胰岛素分泌不足、体内葡萄糖大量增加

脂肪酸转化为能量源

酮体合成增加

酸中毒

高血糖

恶性循环

尿频

血浆渗透血压升高

脱水

体内电解质流失

恶性循环

恶性循环

昏迷（无意识）

酮体在身体内部的产生与发展

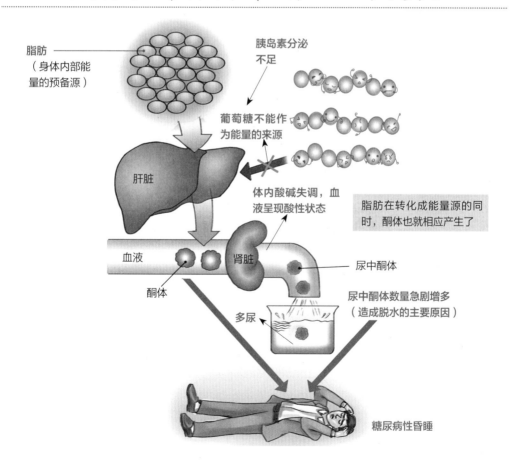

脂肪
（身体内部能量的预备源）

胰岛素分泌不足

葡萄糖不能作为能量的来源

肝脏

体内酸碱失调，血液呈现酸性状态

脂肪在转化成能量源的同时，酮体也就相应产生了

血液

肾脏

尿中酮体

酮体

尿中酮体数量急剧增多（造成脱水的主要原因）

多尿

糖尿病性昏睡

糖尿病并发症的自我防控

糖尿病的发病原因主要是自身不良的饮食及生活习惯。如果采用合理的饮食疗法、运动疗法，依靠自身的力量，糖尿病完全可防可控。因此养成正确、合理的饮食、生活习惯非常重要。

本节名词

❶ **饮食疗法**

又称食治，即利用食物来影响机体各方面的功能，使其获得健康或预防疾病的方法。

❷ **运动疗法**

是指利用器械或徒手，通过某些运动方式获得全身或局部运动功能的恢复。

自觉症状的合理控制才是预防并发症的根本

在糖尿病初期阶段，自觉症状难以被发现。因此有许多人对其不重视，直到引发了并发症才开始察觉。糖尿病的并发症涉及许多方面，因此并发症的症状也是多样的。

这些自觉症状主要是由糖尿病肾病、糖尿病视网膜病变、糖尿病神经病变等引起的，当自己开始认识到这些症状时，并发症就已经很严重了。所以作为并发症的根源——糖尿病也已发展到一个相当严重的阶段。所以我们说控制好自觉症状才是预防糖尿病的根本。

饮食疗法 & 运动疗法 & 药物疗法相辅相成

我们在接下来的几章中将会重点介绍饮食疗法 ❶、运动疗法 ❷、药物疗法的运用。

我们相信养成正确合理的饮食、生活习惯不仅可以治疗，还可预防糖尿病。比起战胜那些连预防方法和病因都不清楚的疾病，糖尿病的饮食疗法和运动疗法是非常简单的。

改善生活习惯，定期接受健康检查，不正是靠自己的力量来控制糖尿病吗？所以即使我们身患糖尿病，也不要轻易放弃！

自我克制 & 强大的耐心必不可少

糖尿病本身可以通过调节饮食和运动等生活习惯，合理用药来改善。如果能调节好血糖，糖尿病患者就可以和健康人一样生活。但是，并发症并不是通过饮食和运动就可以彻底治愈的。其治疗需要长久的时间和较大的费用，如果在日常生活中不能做到克制自己，那么最终也可能会带来很严重的后果。

因此，要防止糖尿病并发症的发生，就要做到定期接受检查，正确把握病情，通过运动和饮食疗法合理调节自己的血糖。

糖尿病六大自觉症状

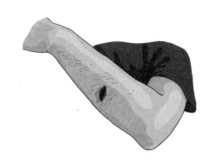

伤口愈合缓慢

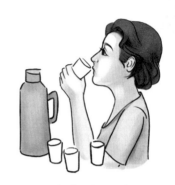

最近总是很爱喝水

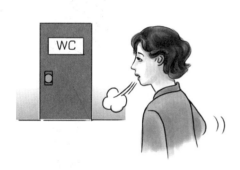

去卫生间的频率越来越高

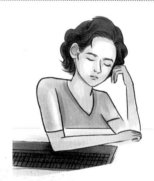

工作总是提不起精神，好想睡觉

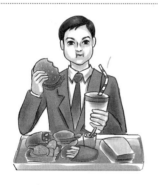

吃了好几碗饭了，怎么还是觉得没饱啊

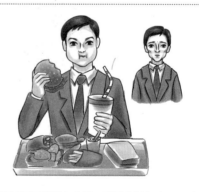

虽然每天都很有食欲，可是自己却瘦了10斤

　　糖尿病的自觉症状（特别是 2 型糖尿病患者）出现得很缓慢，但是没有体现出自觉症状并不能说明不是糖尿病。我们建议过了 40 岁的人要定期接受健康体检，做到早发现，早治疗。

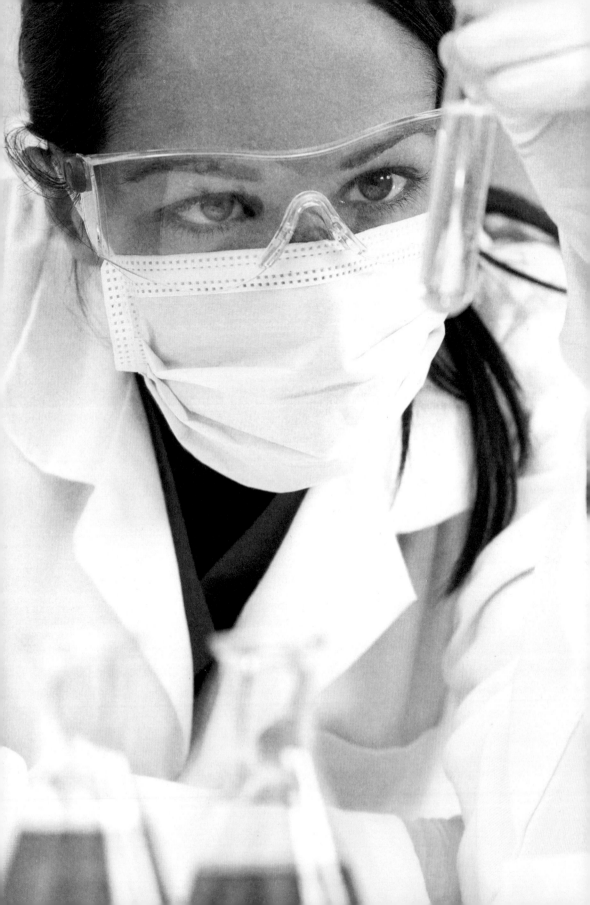

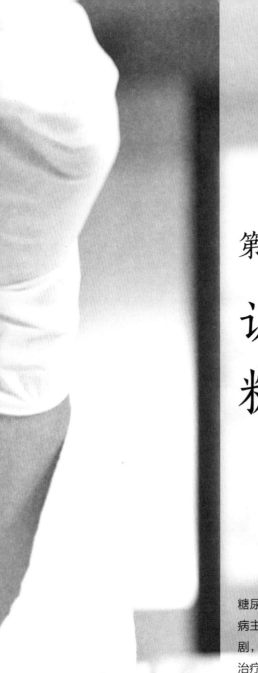

第二章

认识
糖尿病的类型

糖尿病的主要类型有四种，分别是：1型糖尿病、2型糖尿病、妊娠型糖尿病及特殊类型糖尿病。其中1型糖尿病主要原因是人体内胰岛素不足，主要特点是发病比较急剧，最易导致酮症酸中毒症状，所以必须使用胰岛素进行治疗；2型糖尿病主要原因是人体内胰岛素发生抵抗，主要特点是病情一般较隐蔽，不易被察觉，一般不需要依靠胰岛素来进行治疗；妊娠型糖尿病，多发于妇女怀孕期间，如孕妇在饮食上没有节制，很容易诱发此病；特殊类型糖尿病患者只占总人数的1%，也被称为其他类型糖尿病。

图解1型糖尿病的来龙去脉

1型糖尿病（又名胰岛素依赖型糖尿病）是由免疫系统发育不良或免疫应激引发的糖尿病，极易出现糖尿病酮症酸中毒（DKA）等症状。1型糖尿病主要是依靠胰岛素来进行治疗的。

本节名词

❶ 胰岛 β 细胞

是胰岛细胞的一种，属内分泌细胞，能分泌胰岛素，起到调节血糖含量的作用。

❷ 人体白细胞抗原

Human Leukocyte Antigen，缩写为HLA。它具有识别功能，主要是在免疫反应中发挥特有的协同作用。

❸ 酮症酸中毒

DKA，是糖尿病的一种急性并发症。是由于血糖升高加上胰岛素严重不足引发的酸中毒现象。

什么是1型糖尿病

胰岛素是胰腺中胰岛 β 细胞 ❶ 所分泌出的一种物质。但是由于某些原因，胰岛 β 细胞遭到了严重的破坏，使它不能100%地投入到分泌胰岛素的工作中，这就使得我们身体内的胰岛素含量越来越少，少到不能及时将血液中的葡萄糖运送到各个脏器中转化成相应的能量，体内的血糖越聚越多，此时出现的这种病症，我们称之为"1型糖尿病"。

引起1型糖尿病的主要原因

1型糖尿病的发病原因是遗传因素和环境因素长期共同作用的结果。遗传因素是内因，是疾病的基础；环境因素是外因，是疾病发生的条件。

遗传因素

1型糖尿病的遗传性与**人体白细胞抗原** ❷（HLA）有着密不可分的关系。有些胰细胞因为携带HLA，所以很容易受到病毒的损害而导致胰岛 β 细胞的自身免疫受损，这也就是1型糖尿病患者患病的主要原因。

环境因素

对于1型糖尿病患者而言，病毒感染是众多环境因素中最主要的一个。

1型糖尿病的三大特点

第一大特点就是此病好发于儿童期或青少年时期。因此又被称作青年型糖尿病。

第二大特点就是"三多一少"的症状出现得很迅速，有的人一上来就可能是**酮症酸中毒** ❸(DKA)。

第三大特点就是最终将无一例外地使用胰岛素进行治疗。

1型糖尿病的症状

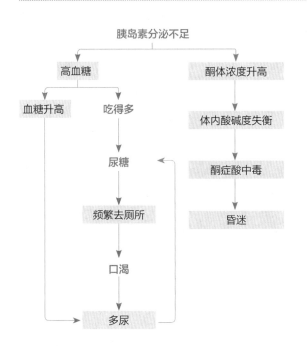

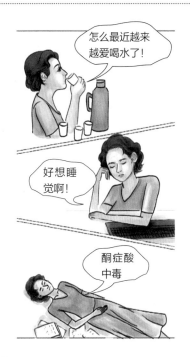

尿量多少需警惕

各类人群一天的尿量比较	健康人群	1000~1500ml
	糖尿病患者	2000~6000ml
	尿崩症患者	5000~10000ml

各年龄阶段一天的排尿标准								
新生儿 30~50ml	新生儿（出生后一周）200ml	1岁儿童 400~500ml	2~9岁每隔一年增加60ml	10岁 1000ml	11~14岁每隔一年增加100ml	15岁以上 1300ml	成年女子 1300ml	成年男子 1500ml

1型糖尿病的发病原因

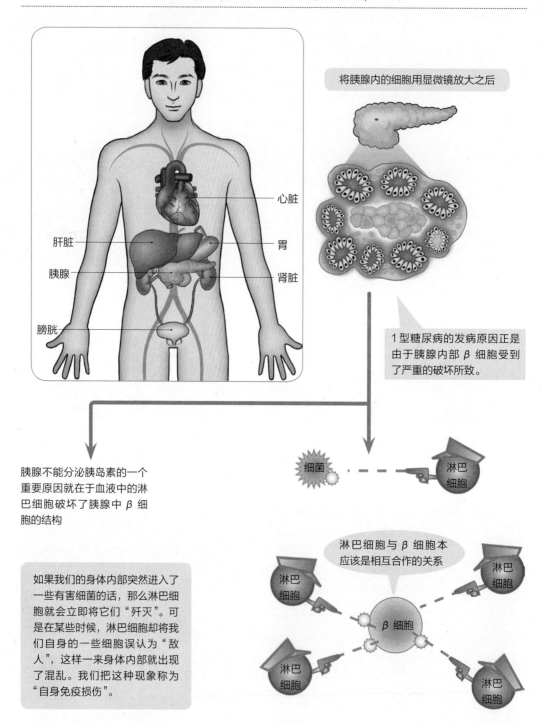

将胰腺内的细胞用显微镜放大之后

心脏

肝脏

胃

胰腺

肾脏

膀胱

1 型糖尿病的发病原因正是由于胰腺内部 β 细胞受到了严重的破坏所致。

胰腺不能分泌胰岛素的一个重要原因就在于血液中的淋巴细胞破坏了胰腺中 β 细胞的结构

细菌

淋巴细胞

淋巴细胞与 β 细胞本应该是相互合作的关系

淋巴细胞

淋巴细胞

β 细胞

淋巴细胞

淋巴细胞

如果我们的身体内部突然进入了一些有害细菌的话，那么淋巴细胞就会立即将它们"歼灭"。可是在某些时候，淋巴细胞却将我们自身的一些细胞误认为"敌人"，这样一来身体内部就出现了混乱。我们把这种现象称为"自身免疫损伤"。

1型糖尿病的治疗

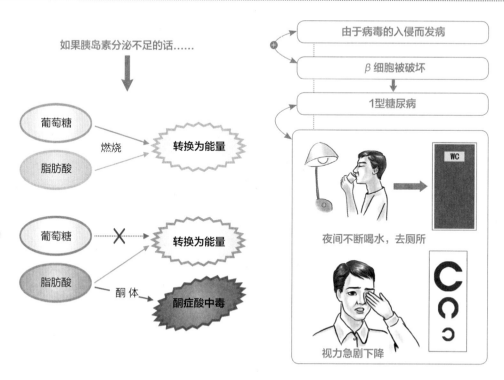

如果胰岛素分泌不足的话……

葡萄糖
脂肪酸 燃烧 → 转换为能量

葡萄糖 ✕ ⋯⋯ 转换为能量
脂肪酸 酮体 → 酮症酸中毒

由于病毒的入侵而发病
β细胞被破坏
1型糖尿病

夜间不断喝水，去厕所

视力急剧下降

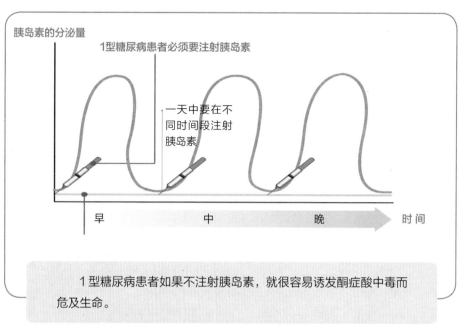

胰岛素的分泌量

1型糖尿病患者必须要注射胰岛素

一天中要在不同时间段注射胰岛素

早　　中　　晚　　时间

1型糖尿病患者如果不注射胰岛素，就很容易诱发酮症酸中毒而危及生命。

图解2型糖尿病的病理病因

糖尿病包括胰岛素分泌不足和胰岛素抵抗两种。由于胰岛素的抵抗性，血液中的葡萄糖不能顺利进入细胞内，血糖得不到合理的调节，由此引发的糖尿病称为 2 型糖尿病。

本节名词

❶ 节约基因

节约基因就是能让肌体代谢机制处于节约状态的基因，它是多年来人们适应恶劣环境的产物。节约基因的产生，是人类进化过程中的一件好事。

❷ 血脂异常

血脂主要是指血浆内的胆固醇和甘油三酯。血脂虽然仅占全身脂类的极小部分，但因其与动脉粥样硬化的发生、发展有密切关系，故备受公众关注。

遗传是造成 2 型糖尿病的诱因

2 型糖尿病与遗传有很大的关系，具有这种遗传基因的人，一旦肥胖、压力过大或运动不足就会发病。这样的人一般都会经过一个缓慢的过程。我国 40 岁以上的糖尿病患者中大多数为 2 型糖尿病。因此，在我国提及糖尿病的时候，一般指 2 型糖尿病。

隐藏在 2 型糖尿病患者体内的"节约基因"

关于 2 型糖尿病的病因，有一种说法是"节约基因 ❶"。这种观点认为，那些生活相对贫困的居民，为了适应饥寒交迫的生活环境，体内会逐渐产生一种"节约基因"。在有食物的时候，身体会自动把体内热量储存起来，在没食物的时候，这些被储存起来的热量会被释放出来，使人们得以生存下去。

但是随着经济发展，人们的温饱问题得到解决，不再愁吃愁喝，这种"节约基因"就会令人发胖，导致血糖高和血脂异常 ❷，也就因此引发了糖尿病。

2 型糖尿病的三大特点

2型糖尿病多发于40~60岁的成年人，尤其以中老年人居多

患有 2 型糖尿病的青年人相对来说不是太多。从 40 岁开始，患 2 型糖尿病的概率逐渐增加，在老年时期达到高峰。

2型糖尿病的病情一般比较缓和、隐蔽，症状不明显

并不是每个 2 型糖尿病患者都有多饮、多食、多尿的症状，虽然体力和体重在不同程度地下降，但是多数人并没有明显消瘦。

2型糖尿病患者往往不需要靠胰岛素维持生命

即使不注摄胰岛素，他们也不会很快就因为酮症酸中毒而危及生命。所以，2 型糖尿病也称为非胰岛素依赖型糖尿病。

但是，对于 2 型糖尿病患者来说，如果血糖控制不理想，或者发生了急性并发症，或者慢性并发症比较严重，那么就需要使用胰岛素来进行治疗了。

2型糖尿病的症状

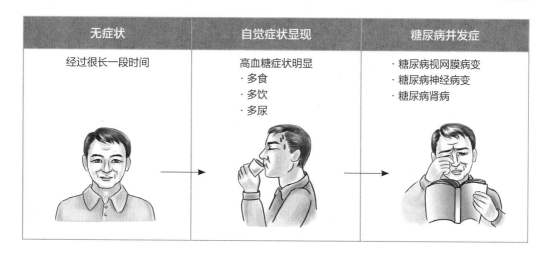

无症状	自觉症状显现	糖尿病并发症
经过很长一段时间	高血糖症状明显 · 多食 · 多饮 · 多尿	· 糖尿病视网膜病变 · 糖尿病神经病变 · 糖尿病肾病

1. 当我们察觉到自觉症状，并去医院就医的时候，为时已晚了。
2. 和高血压、高脂血症一样，我们的身体内已经埋下了"危险"的种子。
3. 2型糖尿病患者治疗的关键——早发现，早治疗。

糖尿病的成因与病状

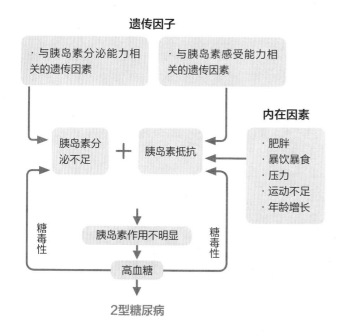

1. 2型糖尿病除了遗传因素之外，还与胰岛素分泌不足和胰岛素抵抗这两个因素有关。

2. 特别是胰岛素抵抗，它与诱发生活习惯病的环境因素息息相关。

3. 胰岛素分泌不足和胰岛素抵抗因人而异。

2型糖尿病患者的"糖转化"

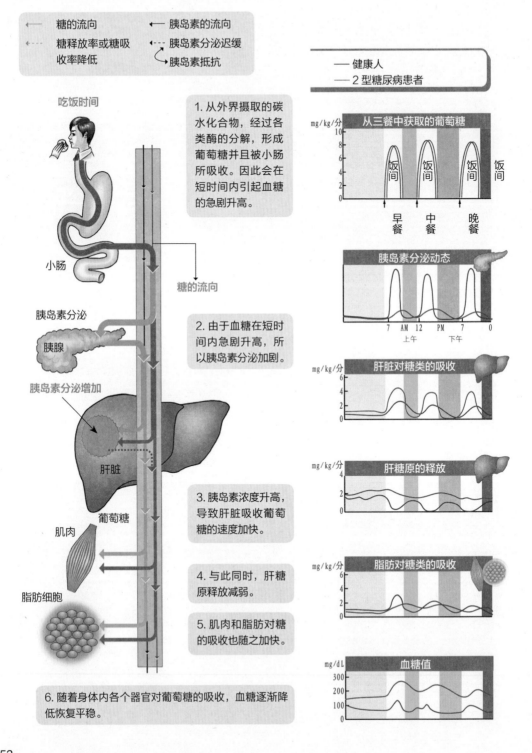

2型糖尿病——胰岛素分泌不足与胰岛素抵抗

随着饮食趋向欧美化，近年来一些体质健康的人（即胰岛素分泌能力无缺陷）也慢慢地从单纯的高度肥胖转向胰岛素分泌不足。

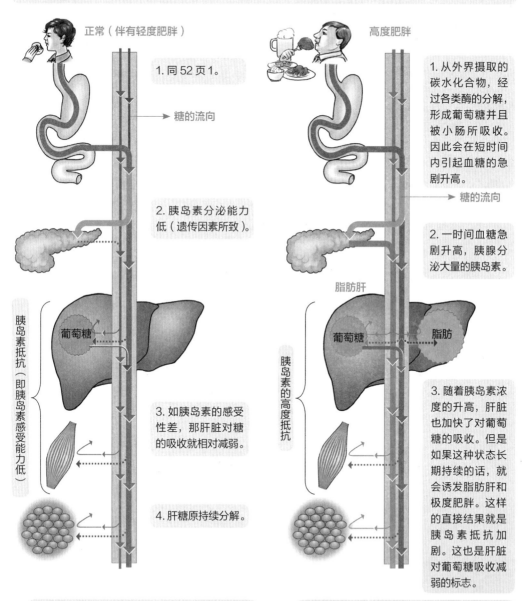

正常（伴有轻度肥胖）

1. 同 52 页 1。

→ 糖的流向

2. 胰岛素分泌能力低（遗传因素所致）。

葡萄糖

胰岛素抵抗（即胰岛素感受能力低）

3. 如胰岛素的感受性差，那肝脏对糖的吸收就相对减弱。

4. 肝糖原持续分解。

高度肥胖

1. 从外界摄取的碳水化合物，经过各类酶的分解，形成葡萄糖并且被小肠所吸收。因此会在短时间内引起血糖的急剧升高。

→ 糖的流向

2. 一时间血糖急剧升高，胰腺分泌大量的胰岛素。

脂肪肝

葡萄糖 脂肪

胰岛素的高度抵抗

3. 随着胰岛素浓度的升高，肝脏也加快了对葡萄糖的吸收。但是如果这种状态长期持续的话，就会诱发脂肪肝和极度肥胖。这样的直接结果就是胰岛素抵抗加剧。这也是肝脏对葡萄糖吸收减弱的标志。

5. 血液中不仅胰岛素含量少，而且胰岛素抵抗加剧，使得脂肪和肌肉对葡萄糖的吸收减慢。

6. 血糖升高没有得到缓解，高血糖状况持续。

4. 肝糖原分解速率升高。

5. 胰岛素抵抗 + 脂肪肝 + 体内过剩的糖类 = 糖尿病。

图解妊娠型糖尿病

妊娠型糖尿病是指怀孕前未患糖尿病，而在怀孕时才出现高血糖的症状，其发生率在 3% 左右。筛检的方法是孕妇在怀孕 24 周到 28 周期间，口服 75g 葡萄糖，一小时后验血糖即可。

本节名词

❶ 低血糖症

　　Hypoglycemia，是由多种病因引起的血葡萄糖（简称血糖）浓度过低所导致的一组临床综合征。

❷ 酮症

　　1 型糖尿病患者胰岛素治疗中断或胰岛素剂量不足、2 型糖尿病患者遭受各种应激时，导致糖尿病患者代谢紊乱加重，脂肪分解加快，酮体生成增多的症状。

❸ 胎盘

　　胎盘产生多种维持妊娠的激素，它是一个重要的内分泌器官。

❹ 妊娠中毒

　　是指妊娠 20 周以后出现高血压、水肿及蛋白尿的症状，严重时可出现抽搐昏迷。

妊娠糖尿病与糖尿病妊娠的根本区别

　　孕妇如果不节制饮食，就很容易患上糖尿病。糖尿病和妊娠可以同时存在，即糖尿病妊娠和妊娠糖尿病。

　　糖尿病妊娠：患有糖尿病的妇女怀孕了，即患糖尿病在前，怀孕在后。

　　妊娠糖尿病：妇女在妊娠期间患上或者被检查出糖尿病，即怀孕在前，患糖尿病在后。

　　当然，也有的妊娠型糖尿病患者可能在怀孕前就已患糖尿病，只是没有被发现而已。

糖尿病对产妇的四大可怕影响

　　糖尿病对妊娠有很大的影响，具体来说有以下几方面：

孕妇流产的可能性增加

　　据统计，有的妇女甚至由于糖尿病的影响而造成多次流产。

妊娠期间血糖波动大，胰岛素依赖严重

　　尤其是在怀孕早期，可能会因为妊娠呕吐而发生低血糖症 ❶，或者在空腹时出现酮症 ❷。在怀孕期间，因为胎盘 ❸ 能够分泌多种对抗胰岛素和升高血糖的激素，所以患者对胰岛素的需要量会增加，至分娩前，患者对胰岛素的使用量将会达到高峰。

妊娠并发症和妊娠中毒的发生率提高

　　糖尿病孕妇羊水过多的发生率达到 10% ~ 30%，比非糖尿病孕妇高出 20 倍。糖尿病孕妇妊娠中毒 ❹ 的发生率大约是非糖尿病孕妇的 5 倍。

肾糖阈下降，尿糖呈阳性

　　糖尿病孕妇在怀孕期间，不能通过尿糖监测血糖的变化，只能通过血糖测定来观察病情。因为在怀孕时，糖尿病患者的肾糖阈会下降。

妊娠型糖尿病的判断进程

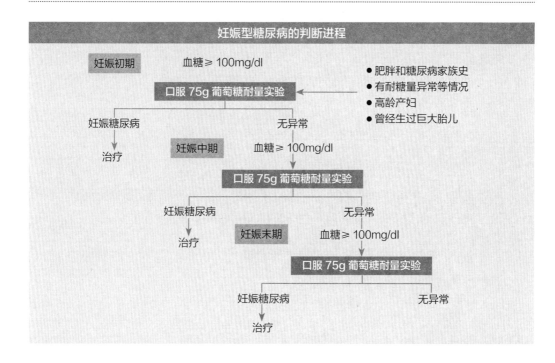

妊娠型糖尿病的判断进程

妊娠初期 血糖 ≥ 100mg/dl
　　　　　　　　　　　　　　　● 肥胖和糖尿病家族史
口服 75g 葡萄糖耐量实验 ←　　● 有耐糖量异常等情况
　　　　　　　　　　　　　　　● 高龄产妇
妊娠糖尿病　　　无异常　　　　● 曾经生过巨大胎儿

治疗　　　**妊娠中期** 血糖 ≥ 100mg/dl

口服 75g 葡萄糖耐量实验

妊娠糖尿病　　　　　　无异常

治疗　　**妊娠末期** 血糖 ≥ 100mg/dl

口服 75g 葡萄糖耐量实验

妊娠糖尿病　　　　　　无异常

治疗

妊娠中激素的分泌

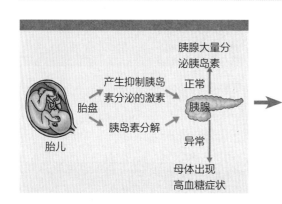

胎盘 → 产生抑制胰岛素分泌的激素 → 胰腺大量分泌胰岛素（正常）
胎儿 → 胎盘 → 胰腺
胎盘 → 胰岛素分解
胰腺异常 → 母体出现高血糖症状

胎盘具有抑制胰岛素分泌的功能，所以在怀孕时，胰岛素不容易发挥效果。

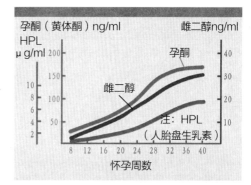

孕酮（黄体酮）ng/ml　　　　　雌二醇ng/ml
HPL μg/ml
怀孕周数
注：HPL（人胎盘生乳素）

注：
黄体酮：黄体酮是由卵巢黄体分泌的天然孕激素。
雌二醇：卵巢分泌的类固醇激素。
人胎盘生乳素：人胎盘生乳素可间接反映孕妇体内胎儿生长发育的情况。

图解特殊类型糖尿病

世界卫生组织在 1985 年规定，除了 1 型糖尿病、2 型糖尿病、妊娠型糖尿病之外的糖尿病均称为特殊类型糖尿病。特殊类型糖尿病包含的种类很多，但患者却相对较少，只占到所有糖尿病患者总数的 1% 左右。

本节名词

❶ 继发性糖尿病

是指由已知的原发病所致的慢性高血糖疾病。

❷ 肢端肥大症

肢端肥大症是脑下垂体因增生或肿瘤而引起的生长激素分泌过多的疾病。

❸ 库欣综合征

又称为柯兴综合征，主要表现为满月脸、多血质外貌、向心性肥胖等症状。

❹ 甲状腺功能亢进

简称甲亢。是由多种原因引起的甲状腺激素分泌过多的内分泌疾病。

❺ 利尿剂

利尿剂可以导致血压下降、脱水，大部分的利尿剂可引起低钾血症。

❻ 单基因病

单基因病是指由 1 对等位基因控制的疾病。

特殊类型糖尿病的包含"群体"

我们之前提到的特殊类型糖尿病，在医学上又可被称为"其他类型的糖尿病"。它的包含范围很广，主要由继发性糖尿病 ❶ 和因感染或是不常见的免疫所导致的糖尿病两大类。继发性糖尿病主要包括胰腺疾病、药物性糖尿病、内分泌疾病。

继发性糖尿病的产生原因

继发性糖尿病是由于其他疾病而间接地导致糖尿病的发作。关于胰腺疾病、药物性糖尿病、内分泌疾病的发生原因，主要有以下几个方面：

胰腺疾病

胰腺发炎或是胰腺切除都可能会引起急性或慢性胰腺炎，进而引发糖尿病。

内分泌疾病

除了糖尿病属于内分泌疾病，其他内分泌疾病也会影响胰岛素的分泌。例如：肢端肥大症 ❷、库欣综合征 ❸、甲状腺功能亢进 ❹ 等都可能诱发继发性糖尿病。

药物性糖尿病

患者如果吃一些调节血糖的药物，也有可能诱发糖尿病。另外，避孕药和利尿剂 ❺ 也在很大程度上会刺激胰腺分泌胰岛素。

糖尿病"越治越重"，认清糖尿病类型是关键

我们虽然对糖尿病并不陌生，但是了解"特殊类型糖尿病"的人却少之又少。特殊类型糖尿病中的一部分，本质上是遗传病，但它们共同的特点是存在单基因病 ❻，这可以通过基因检测技术进行确诊。许多特殊类型糖尿病患者因为不知道自己属于这种类型，仍然按 1 型或者 2 型糖尿病治疗，不仅血糖控制不好，甚至会出现越治越重的情况。

从糖尿病并发症中显现出的症状

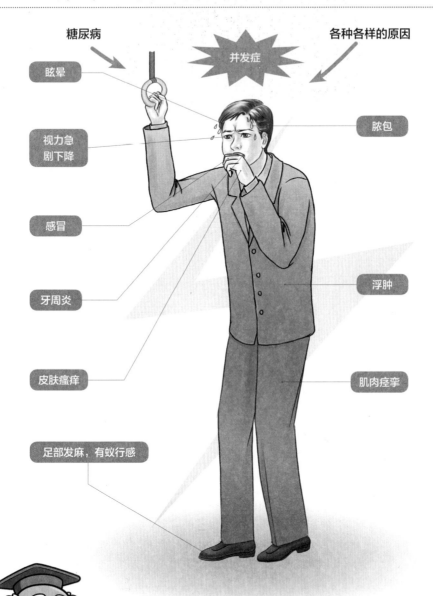

糖尿病　　　　　　　　　各种各样的原因

并发症

眩晕

视力急剧下降

感冒

牙周炎

皮肤瘙痒

足部发麻，有蚁行感

脓包

浮肿

肌肉痉挛

患者一旦出现以上症状，则说明已经出现了糖尿病并发症。而此时的病情则正处于一个恶化阶段，我们必须马上到医院进行检查，充分配合医生进行治疗。

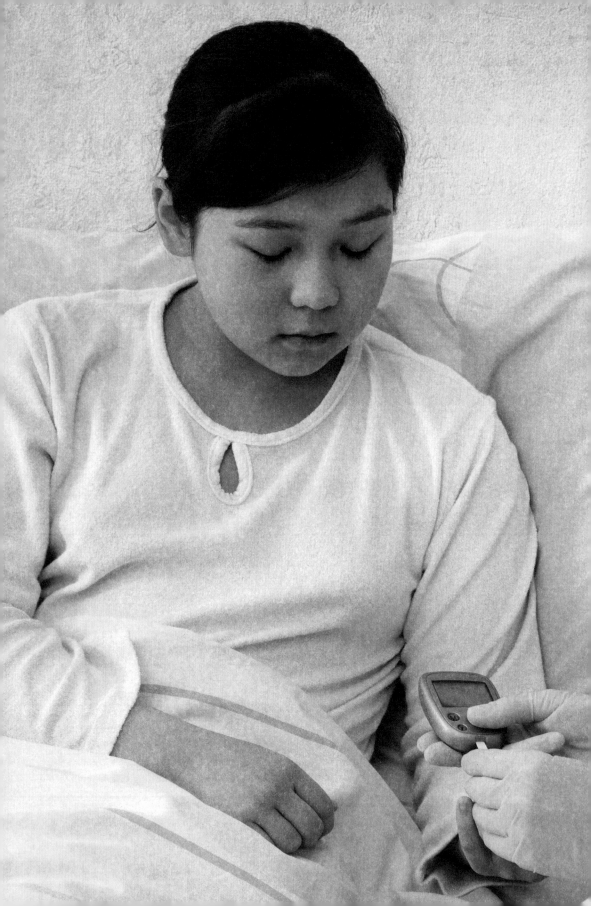

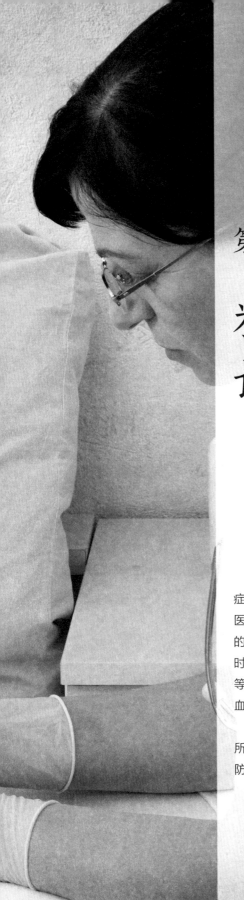

第三章

糖尿病的
诊断基准

　　糖尿病的诊断依据主要是检测血糖，但是有些患者的症状不太明显，所以很容易出现漏诊的现象。因此我们去医院就诊的时候，除了检查血糖之外，也逐渐增添了其他的检查手段，例如：糖化血红蛋白、空腹血糖、餐后2小时血糖、尿常规、血清C-肽、肝肾功能、血脂、血黏稠度等的检测。而其中的糖化血红蛋白检测结果也已经成为继血糖之后的又一大可依靠的指标。

　　除此之外，由于糖尿病并发症来势凶猛，极易导致死亡，所以像眼底检查、肝肾功能检查等检验结果都是治疗和预防糖尿病的重要依据。

了解自己的糖尿病现状

检查糖尿病有多种方法，可以依据糖尿病的表现，可以依据血糖，也可以依据 2010 年美国糖尿病协会提出的用糖化血红蛋白诊断糖尿病。除此之外，还可将尿常规、血胰岛素、血胰升糖素、血清 C- 肽、肝功能、肾功能、血脂、血液黏稠度等检查手段作为依据。

本节名词

❶ SI制

　　SI 制是国际单位制，国际计量会议以米、千克、秒为基础所制定的单位制。

mmol/L 与 mg/dl 的意义

　　我们在医院进行有关糖尿病的一系列化验中，总能看到这样的单位，例如：mmol/L 或是 mg/dl，这些单位究竟是什么意思呢？它们所表示的内容是相同的吗？

　　mmol/L（毫摩尔 / 升）及 mg/dl（毫克 / 分升）是现行的两大单位系统，分别称为浓度、质量单位。"mg/dl" 就是我们以前使用的传统单位，"mmol/L" 是国家推行的法定计量单位，它是以物质浓度为基础的国际单位制 (SI制 ❶)。

糖尿病检测第一步——在家进行尿糖检测

　　尿糖是指尿中含糖，普通人的尿糖一般为 "阴性"（用 "-" 表示）。糖尿病患者由于血糖偏高，尿液中很容易含糖，此时其尿糖为 "阳性"（用 "+" 表示）。为了预防糖尿病，合理调节血糖，必须经常掌握自己的身体状况。即使不去医院，也要在家进行尿糖检测，以此来掌握糖尿病的发病情况。

尿糖试纸法：

1. 将尿糖试纸放入盛有小便的容器内。

2. 取出后，等待片刻。

3. 30秒内，与试纸包上标有的不同尿糖色值比色，确定尿糖的含量。

血糖与尿糖不可相提并论

　　有些糖尿病患者在血糖不是很高时，尿糖可能也为阴性。尿糖阴性的糖尿病可见于以下两种情况：

空腹血糖高于7.0mmol/L（126mg/dl）

　　血糖在这个水平时，尿糖可能呈现为阴性。

老年人血糖超过11.1mmol/L（200mg/dl）

　　老年人，特别是有动脉硬化的老年人，肾糖阈可能升高，尿糖也可能是阴性的。

从糖尿病并发症中显现出的症状

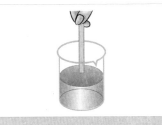

用干净的容器采集尿液，把试纸放入其中，然后迅速取出。

顺着容器边缘除去试纸上附着的多余尿液。

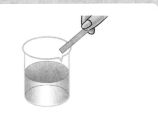

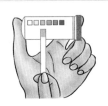

取出试纸后，等待一段时间，将显现出的颜色与色调表对比，最接近颜色的数值即为测试结果。

早饭前检查尿液时，首先应在检查前 20~30 分钟内排尿一次。检测时需重新排尿，再进行检测。开始正规治疗后，由于饭前尿液中不含糖分，所以要采集饭后 1~2 小时的尿液为标本。

尿糖试纸在各大药店均有销售

餐后血糖与尿糖的关系

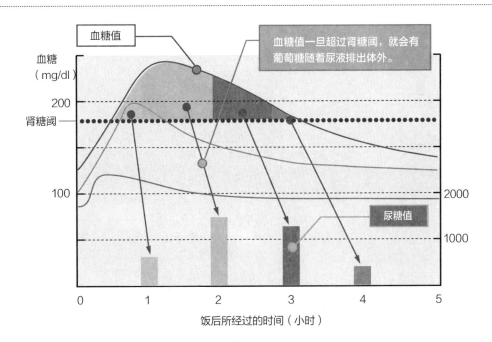

血糖值

血糖值一旦超过肾糖阈，就会有葡萄糖随着尿液排出体外。

血糖（mg/dl）

200

肾糖阈

100

尿糖值

2000

1000

饭后所经过的时间（小时）

体重监测
是自我管理的第一步

　　糖尿病患者进行自我监测时最简单可行的就是测量体重。如前面所述，肥胖是糖尿病的大敌，特别是父母或祖父母的家庭中有糖尿病患者的人，尽管自己现在不是糖尿病患者，但仍属于糖尿病易感体质。

本节名词

❶ 胆固醇

　　胆固醇又称胆甾醇，是一种环戊烷多氢菲的衍生物。

❷ 粥样硬化

　　是血管病中常见的且最为重要的一种。一般先从细胞内膜开始有脂质和复合糖类的积聚，然后是纤维组织增生及钙质的沉着。

监测体重是 2 型糖尿病患者的必做功课

　　2 型糖尿病患者，平时要尽量将血糖控制在正常范围内。因此，严格地测量体重，避免过胖，是避免诱发糖尿病最直接的途径。

　　不仅如此，每日检测体重也是判断饮食疗法和运动疗法是否有效的重要指标。糖尿病患者要养成按时（每天早上起床后）测量体重的习惯。但是，对于一些患者来说，短时间内体重骤降也未必是件好事。如果体重急剧下降，有可能预示着病情恶化，遇到这种情况时，要果断地与主治医生商量。

肥胖是威胁女性健康的"天敌"

　　肥胖女性极易因内分泌失调引发各种疾病，尤其是糖尿病、高血压和血脂代谢异常这几类常见病。

　　糖尿病：肥胖会造成血液中胰岛素分泌过度，尤其是严重肥胖者，他的空腹血糖浓度很高，再加上进食后胰岛素的分泌缓慢，所以造成血糖升高的现象。

　　高血压：肥胖者血液中的胰岛素水平高，刺激交感神经功能，使血管收缩，从而导致血压升高。

　　血脂代谢异常：血脂太高会影响身体中的胆固醇❶流至肝脏的速率，并且有诱发心脏病的可能。

　　心血管疾病：肥胖者大多伴有血脂浓度过高的症状，因此容易形成血管的粥样硬化❷，易诱发心肌梗死等疾病。

标准体重不是通过"节食"得来的

　　所谓体重管理，说得简单点就是管理好自己的体重。它是要通过饮食的调节、生活习惯的改变、合理的运动来实现的，并不是简单地依靠"不吃饭"和高强度的运动量。

糖尿病——稳居八大疾病之首

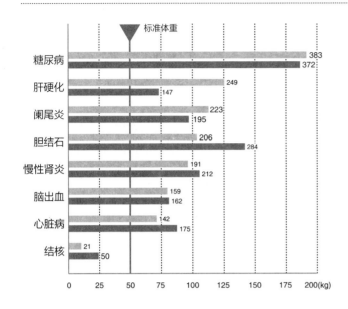

注：肥胖者患糖尿病的人数在我国已经不再是少数了。由于体内脂肪无限制地堆积，使得肥胖人群比普通人群更易招惹上糖尿病。

男（人）

女（人）

糖尿病患者减肥要有度

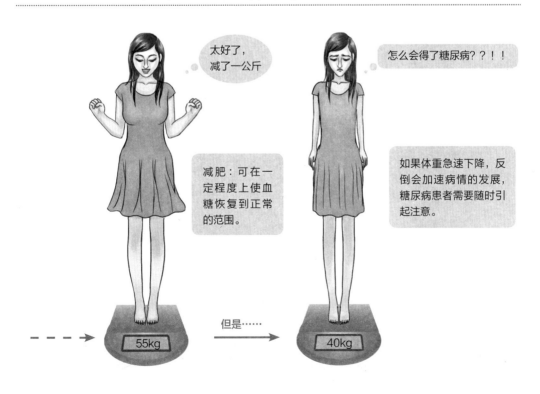

太好了，减了一公斤

怎么会得了糖尿病？？！！

减肥：可在一定程度上使血糖恢复到正常的范围。

如果体重急速下降，反倒会加速病情的发展，糖尿病患者需要随时引起注意。

减轻体重有助于降低血糖

对 2 型糖尿病患者的治疗以饮食疗法和运动疗法为主，但是肥胖患者最先考虑的应该是减肥，还要将血糖调节到正常范围之内。

本节名词

❶ 收缩期高血压

一般是指 60 岁以上的老年人收缩压高于正常水平，但是舒张压正常，这是一种独立类型的疾病。

❷ 巨大胎儿

胎儿体重 ≥ 4kg 称为巨大胎儿。

在体重秤中看血糖控制情况

肥胖者比体重正常的人食量大，进食后血糖上升幅度也大，而且在饭后和饭前会吃零食，因此没有足够的时间来降低血糖。

胰腺中的 β 细胞在血糖升高期间也会继续分泌胰岛素，进食后血糖太高，无论如何都返回不到原来的状态。血糖在 4~6 个小时之内持续升高，β 细胞就会疲劳。如果这种状况长期持续，β 细胞分泌胰岛素的功能就会下降。

因此，将体重控制在合理范围内，是每一位糖尿病患者必须高度重视的问题。无论您是属于 1 型还是 2 型糖尿病，每天都应该利用体重秤来随时监测自己的体重变化，做到心中有数。

肥胖与糖毒性的潜在联系

肥胖者因暴食导致血糖升高，加之胰岛素抵抗性明显，不易使血糖降低。血糖经常处于较高状态的人，细胞吸收血液中葡萄糖的能力也会降低，最终导致血糖完全不能下降，这就是所谓的"糖毒性"。

据相关统计，超过标准体重 20% 以上的肥胖者，比普通人患糖尿病的概率至少高出 3 倍。

从 40 岁开始接受每年一次尿糖、血糖等相关的健康检查

有潜在糖尿病的人，患有肥胖（BMI 为 25 以上）、**收缩期高血压**❶（收缩血压为 140mmHg 以上，舒张血压为 90mmHg 以上）的人，家族中有糖尿病史的人，妊娠型糖尿病患者或分娩过**巨大胎儿**❷ 的人，均易患糖尿病。

已经患有糖尿病的人，即血糖值步入糖尿病范围的人，在初期阶段也不会有任何自觉症状。因此，想要通过自觉症状来了解自己是否为糖尿病易感体质几乎是不可能的。因此我们建议在 40 岁之后，每年接受一次尿糖、血糖等相关的健康体检。

定期健康检查，应包括饭后尿糖检测和血糖检测，如果检查血糖时"空腹血糖"超过 126mg/dl，那患有糖尿病的可能性就很高。

在健康检查中发现糖尿病

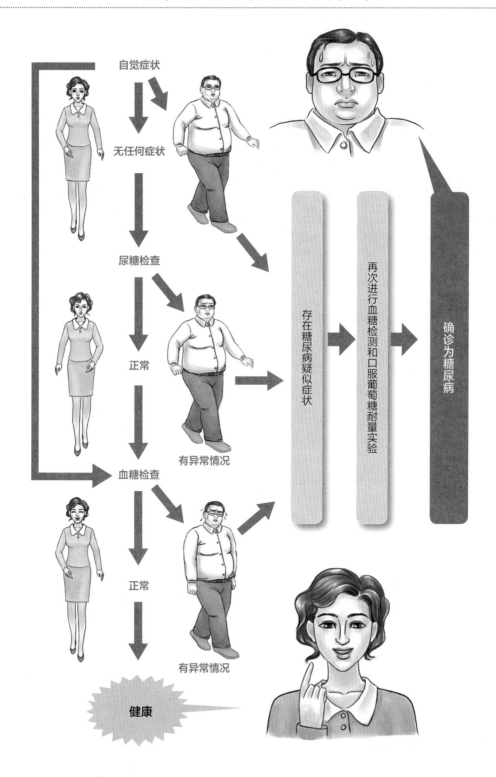

自觉症状

无任何症状

尿糖检查

正常

有异常情况

血糖检查

正常

有异常情况

健康

存在糖尿病疑似症状

再次进行血糖检测和口服葡萄糖耐量实验

确诊为糖尿病

糖尿病的必查项目
尿常规

尿常规是医学中"三大常规"检查项目之一。它对糖尿病和泌尿系统疾病的筛查有着重要的价值。随着科学技术的不断发展，尿常规的"内涵"越来越丰富，检查项目已经由传统的几种发展到现在的十多种，并且也已经进入了全自动的仪器化检测时代。

本节名词

❶ 尿胆红素

用于肝病患者的尿液检验，正常人尿中胆红素应为阴性。

❷ 尿亚硝酸盐

测定尿液中是否存在亚硝酸盐就可以快速间接地知道泌尿系统细菌感染的情况。

❸ 尿红细胞

即尿液中出现的红细胞。尿红细胞增多是泌尿系统疾病。

从尿常规的英文缩写中看健康

提起尿常规，我想大家一定不会陌生，但是那一行行的英文缩写却实在让我们有些"不知所云"。其实只要我们弄明白每个英文缩写的含义，再加上简单的医学知识，我们也能清楚地了解自己的健康状况。

SG：尿比重	PRO：尿蛋白	BIL：尿胆红素 ❶
pH：尿酸碱度	GLU：尿葡萄糖	ERY：尿红细胞 ❸
LEU：尿白细胞酯酶	KET：尿酮体	BLD：尿潜血
NIT：尿亚硝酸盐 ❷	UBG：尿胆原	

以上"＿＿＿"为糖尿病患者需要注意的项目。

NEG：阴性	150/μl：每微升 150 个	WBC：白细胞
norm：正常	2+：两个加号"++"	RBC：红细胞
0.75g/L：每升尿液中含 0.75g 被检物质	3mmol/L：每升尿液中含有 3mmol 被检物质	3~5/LP：每低倍镜视野检出某种成分 3~5 项

GLU——直观糖尿病最简单的方法

尿糖测定有几点好处：

检查尿糖是发现糖尿病最简单的方法

因为糖尿病是引起尿糖阳性最主要的原因。

尿糖检测无疼痛

尿糖检测不仅简单快捷，而且对于糖尿病患者来说，丝毫没有疼痛感。

尿糖呈现阴性，切莫疏忽大意

虽然尿糖在多数情况下能反映血糖水平，但是尿糖和血糖毕竟不是同一种物质，因此也会有例外。这是因为，首先，尿中排糖量一般要超过 150mg/dl 时，尿糖才呈阳性。而正常人每天从尿中排出的葡萄糖少于 100mg，一般的定量试验则无法检出，因此尿糖呈现阴性，这样就会误诊。

另外，有些糖尿病患者在血糖不是很高时，尿糖可能为阴性，若仅用尿糖来筛选糖尿病患者，也会发生漏诊等情况。

尿常规化验单内隐藏的健康秘密

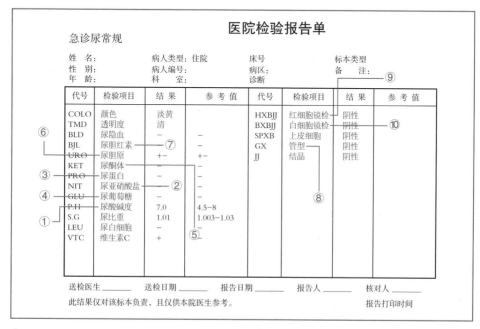

医院检验报告单

急诊尿常规

姓　名：　　　　病人类型：住院　　　床号　　　　标本类型
性　别：　　　　病人编号：　　　　病区：　　　备　注：⑨
年　龄：　　　　科　室：　　　　诊断

代号	检验项目	结果	参考值	代号	检验项目	结果	参考值
COLO	颜色	淡黄		HXBJJ	红细胞镜检	阴性	
TMD	透明度	清		BXBJJ	白细胞镜检	阴性	⑩
BLD	尿隐血	−	−	SPXB	上皮细胞	阴性	
BJL	尿胆红素 ⑦	−	−	GX	管型	阴性	
URO	尿胆原	+−	+−	JJ	结晶	阴性	
KET	尿酮体	−	−				
PRO	尿蛋白	−	−				
NIT	尿亚硝酸盐 ②	−	−			⑧	
GLU	尿葡萄糖	−	−				
P.H	尿酸碱度	7.0	4.5−8				
S.G	尿比重	1.01	1.003−1.03				
LEU	尿白细胞						
VTC	维生素C	+	⑤				

（⑥③④① 左侧标号）

送检医生 _____　送检日期 _____　报告日期 _____　报告人 _____　核对人 _____
此结果仅对该标本负责，且仅供本院医生参考。　　　　　　　　　报告打印时间

①**尿酸碱度：**与饮食有密切关系，多吃蔬菜、水果则尿呈碱性，而吃荤菜过多时可呈酸性。

②**尿亚硝酸盐：**正常参考值为阴性。若呈阳性则多见于膀胱炎、肾盂肾炎等。

③**尿蛋白：**正常参考值为阴性。若呈阳性则多见于急慢性肾小球肾炎、急性肾盂肾炎等。

④**尿葡萄糖：**正常参考值为阴性。若呈阳性则多见于糖尿病、甲状腺功能亢进、胰腺炎等。

⑤**尿酮体：**正常参考值为阴性。若呈阳性则多见于糖尿病酮症、妊娠呕吐、腹泻等病。

⑥**尿胆原：**正常参考值为弱阳性。阳性见于溶血性黄疸、肝病等；阴性见于梗阻性黄疸。

⑦**尿胆红素：**正常参考值为阴性。阳性多见于胆石症、胆道肿瘤。

⑧**管型：**管型是在肾小管内形成的，呈管状。它的出现对肾脏疾病的诊断具有重要意义。

⑨**红细胞镜检：**正常人尿液内应该没有红细胞。

⑩**白细胞镜检：**正常人尿液内可含有少量白细胞。

孕妇的尿常规检查是从怀孕开始直至分娩期。每位孕妇在怀孕期间都要进行 9~13 次尿常规检查。

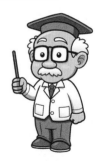

糖尿病的必查项目
血糖检测

血糖检测对于了解糖尿病状况非常重要。在前面提到的尿糖检测具有操作便利、能及早捕捉糖尿病危险信号的优点。由于尿糖值并不能完全反映血糖的情况，所以不能将它作为了解糖尿病状况的充分依据。

最具权威的血糖检测

为了能够尽早发现并治疗糖尿病，在最近的健康检查中，大多会抽取血液来检测血液中的葡萄糖含量（即血糖值）。

血糖值不仅对于糖尿病的确诊有重要意义，而且也是正在接受治疗的患者的血糖调节状况的重要依据之一。可以这么说，从糖尿病的确诊到治疗的各个阶段，血糖的检测都是必不可少的。

空腹血糖值是诊断糖尿病的重要依据

测血糖必须在空腹状态，这点非常重要。处于空腹状态时的血糖值是糖尿病诊断的重要依据，因为这时的血糖水平不仅是不受饮食负荷时基础状态下的血糖水平，而且也能较好地反映患者的基础胰岛素水平。所以，定期查验空腹血糖是必要的。

正常人的空腹血糖值一般低于 6.1mmol/L（110mg/dl），超过这个数值就可以算是血糖升高或者**空腹血糖受损** ❶（IFG），如果空腹血糖值大于或者等于 7.0mmol/L（126mg/dl），那就可以确诊为糖尿病了。

餐后 2 小时血糖检测——诊断糖尿病强有力的手段

一些 2 型糖尿病患者的空腹血糖可能不高，甚至血糖数值正常，可是在用餐后 2 小时，血糖却升得很高，远远超过正常标准。因此，要诊断糖尿病，测量餐后 2 小时的血糖数值比测量空腹时的血糖数值更精确。

测查餐后血糖，应该从吃第一口饭时开始计算时间，这样测出的餐后 2 小时血糖数值才是比较准确、可靠的。一般来说，正常人在餐后 2 小时，血糖数值不应该超过 7.8mmol/L（140mg/dl）；当餐后 2 小时的血糖值超过了 11.1mmol/L（200mg/dl），就可确诊为糖尿病。

糖尿病诊断的顺序

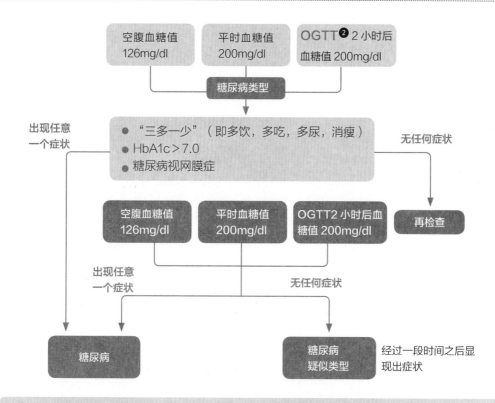

测血糖必须在空腹状态下，因为这时的血糖是不受饮食负荷的血糖水平，能较好地反映患者的基础胰岛素水平。

糖尿病的诊断基准

糖尿病的诊断基准			
	空腹血糖值 （mg/dl）	平时血糖值 （mg/dl）	HbA1c （糖化血红蛋白）
无异常	< 110	< 140	< 5.6
需要引起注意	110~126	140~200	5.6~6.1
需要就诊	> 126	> 200	> 7.0

糖尿病的必查项目
口服葡萄糖耐量试验

糖耐量是人体对葡萄糖的耐受能力。如果糖耐量试验验证在服糖后 2 小时的血糖值介于 7.8~11.1mmol/L 的话，就表明机体糖耐量能力减低，也就是说身体对糖的吸收和利用能力比正常人差，即糖耐量受损 ❶。

本节名词

❶ 糖耐量受损

糖耐量受损并不等于被确诊为糖尿病，而是提示血糖值正向糖尿病发作的方向逐渐逼近。它是一个警告信号。

糖耐量试验——一锤定音辨析糖尿病

正常情况下，空腹血糖值在 3.3~6.1mmol/L（60~109mg/dl），而餐后 2 小时的血糖值应该在 3.3~7.8mmol/L（60~139mg/dl）。这就是说，空腹血糖值如果高于 6.1mmol/L（110mg/dl），或者餐后 2 小时的血糖值高于 7.8mmol/L（140mg/dl），就不正常了。不过，用来诊断糖尿病的指标一般都要比这些正常的数值要高。所以，医护人员对于那些血糖明显升高，但是还没有达到糖尿病确诊标准的患者，一定要做进一步的检查，弄清楚患者的血糖代谢情况。

口服葡萄糖耐量试验的具体方法

糖耐量试验，在临床上一般进行口服葡萄糖耐量试验，英文简称为 OGTT。它是通过在增加人体内的糖负荷之后，再检查血糖值，从而提高糖尿病检测准确率的一种方法。它需要在保证 8 小时无任何热量摄入的清晨空腹进行。

1. 在服糖之前要先抽血，验空腹血糖。

2. 将75g的葡萄糖粉溶于250~300ml水中，在喝第一口时计时，并在 5分钟之内服下。

3. 2小时后抽血查验血糖水平。

注：儿童在进行这项试验时，应该按照每千克体重 1.75g 的标准服用葡萄糖。如果孩子服糖有困难，那么也可以进行静脉糖耐量试验。

口服葡萄糖耐量试验——40 岁人群的首选

年过 40，长期摄入高热量饮食、缺乏运动的人属于糖尿病高危人群，很有必要去查查糖耐量。因为这个年龄段有许多"工作狂"，他们一忙起来就容易忽视自己的健康，等到感觉身体不适甚至出现并发症才去检查，这时候往往已经患上了糖尿病。

全球糖尿病患者数量急剧增长

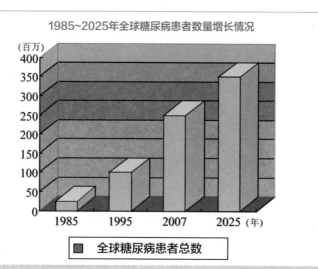

1985~2025年全球糖尿病患者数量增长情况

■ 全球糖尿病患者总数

　　当前，糖尿病困扰着全球 2.46 亿人口。预计到 2025 年，其影响人数约为 4 亿。世界卫生组织估计，由于受到人口增长、老龄化、不健康的饮食、肥胖和久坐不动等因素的影响，到 2015 年，发达国家患糖尿病的人群年龄将在 65 岁或 65 岁以上，而在发展中国家，年龄在 35~64 岁的大多数人群将受到糖尿病的困扰。

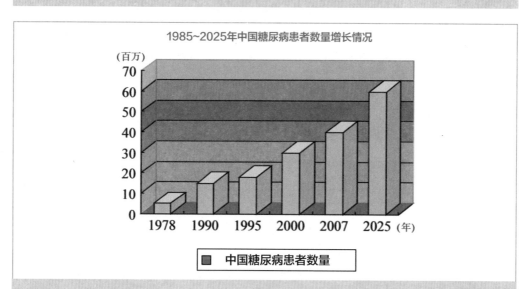

1985~2025年中国糖尿病患者数量增长情况

■ 中国糖尿病患者数量

　　我国糖尿病患病率在过去的 20 年中增加了 4 倍，仅在 2009 年，我国糖尿病发病人数就已经超过印度，成为世界上糖尿病发病率最高的国家。而在中国男性人口中，30~60 岁年龄段者该病的发病率增长更快。中国人口中的"糖耐量受损"者也多处于这个年龄段，而该现象正是一种危险征兆。

不可或缺的辅助检查
下肢体位试验

　　糖尿病足是糖尿病的一种常见并发症，它的主要症状是下肢皮肤瘙痒、干燥、无汗、足部毛发少且颜色加深，有时双足甚至伴有袜套样麻木感，患者的足部有水疱、肿胀等情况时应及时就医。

本节名词

❶ 动脉闭塞
　　动脉闭塞主要症状为全身麻木、怕冷、间歇跛行、淤血等。

❷ 糜烂
　　即黏膜处浅表性坏死性缺损，且仅限于黏膜表层。

❸ 超声检查
　　超声检查主要利用人体对超声波的反射进行观察。

糖尿病坏疽的类型

　　糖尿病坏疽在临床上一般分为三种类型，分别是：干性坏疽、湿性坏疽以及混合性坏疽。

1. 干性坏疽： 主要由中小动脉闭塞❶导致，具体表现为肢端末梢干枯变黑。

2. 湿性坏疽： 主要由微血管基底膜增厚所致，具体表现为局部软组织糜烂❷，形成大脓腔，且伴有较多分泌物。

3. 混合性坏疽： 主要由中小动脉闭塞和微血管基底膜增厚两方面原因所致，表现为干性坏疽和湿性坏疽综合。

三大检查提前预防糖尿病坏疽

　　糖尿病患者除了平时自我观察是否存在下肢皮肤瘙痒、干燥、无汗等现象，以下这三种检查也是十分必要的。

下肢体位试验　糖尿病患者抬高下肢 30~60 秒，若肢体下垂后呈紫红色，且在 15 秒过后，由苍白转向红润，则是下肢供血不足的表现。

下肢动脉搏动检查　在膝关节后面的腘窝处，或是足背处触摸动脉搏动若是出现动脉搏动减弱或是消失，则是糖尿病足的表现。

超声检查　超声检查❸的敏感性和特异性都极其准确，是一种无痛无创伤的检查方法。

糖尿病坏疽患者"六要""六不要"

六要	六不要
·每天认真洗脚，定期使用酒精消毒。	·不要用水温超过 40℃ 以上的水洗脚。
·每天检查双脚颜色，看是否有损伤。	·不要光脚走路。
·适时修剪趾甲。	·不穿不合适的鞋袜。
·预防冻伤或烫伤。	·不宜用有害药品。
·选择合适的鞋袜。	·避免通过走鹅卵石路健身。
·定期到医院检查足部情况。	·不要过度抓挠皮肤。

糖尿病坏疽的自我诊断（1）

糖尿病坏疽的自我诊断（2）

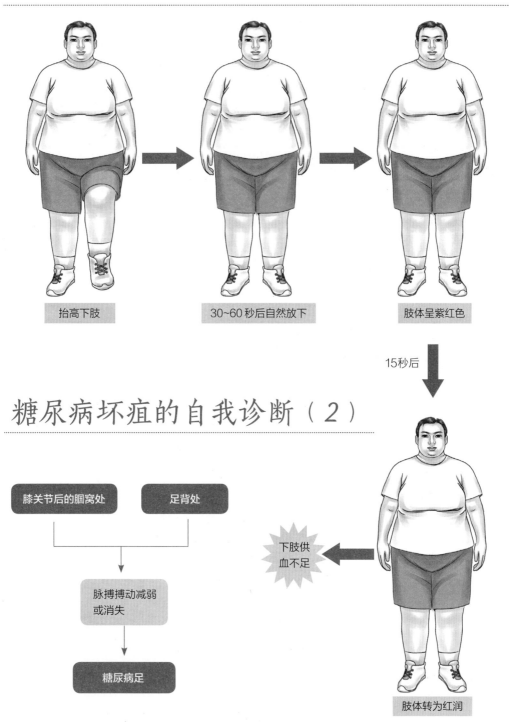

抬高下肢

30~60 秒后自然放下

肢体呈紫红色

15秒后

膝关节后的腘窝处

足背处

脉搏搏动减弱
或消失

糖尿病足

下肢供血不足

肢体转为红润

不可或缺的辅助检查
眼科筛查

　　眼睛是全身器官中重要的部分之一，许多疾病都可能引起视网膜病变。一旦被确诊为糖尿病，就应该立刻检查眼底，并保证至少每年检查一次。患糖尿病 5 年以上者，最好每半年检查一次。

本节名词

❶ 视网膜血管扩张

　　一种视力障碍，在眼底检查和血管造影中显示为视网膜血管异常，主要包括：毛细血管扩张扭曲、静脉扩张、渗出性视网膜脱离等。

❷ 出血

　　特指眼底出血，主要以毛细血管病变最为常见，尤其是来自静脉方面的出血，多发生在患者的局部。

眼底镜——筛查糖尿病视网膜病变最简单的方法

　　眼底镜是由德国科学家赫尔曼·冯·亥姆霍兹发明的。在此之前，医生们只能用放大镜来观察眼部情况。

　　眼底镜主要是用来观察患者的瞳孔——眼睛中央的"黑洞"部分。它的原理是发出一束很细的光射入患者眼睛内部，以便医生看到光束到达的视网膜部位。因为具有放大镜的功能，所以可以清楚地看到眼球后视网膜上的血管以及周围的视神经。

在眼科检查中有效预防失明

　　糖尿病视网膜病变早期表现为视网膜血管扩张 ❶、微血管瘤，严重者会导致出血 ❷、水肿等症状。

　　视网膜病变最严重的标志是：新生血管的渗出，这也是失明的预兆。因为眼底检查需要具有专业知识的医生来操作，因此患者最好每隔半年到眼科门诊检查一次，检查时只要说明自己患有糖尿病及患病的时间，眼科医师就可做出具有针对性的检查及判断了。

眼检是中老年人必做的健康检查项目

　　中老年人中最常见的眼科问题就是白内障和视网膜动脉硬化。80岁以上的老年人患上白内障的概率几乎是 95%。白内障的出现，表明随着年龄的增加，晶体中出现了浑浊。而视网膜动脉硬化则反映的是身体内部的问题，大多集中在中年人身上。发病的同时常伴有糖尿病或是高血压等情况，所以不仅是糖尿病患者需要定期检查眼部，高血压患者对此也不能掉以轻心。

不可或缺的辅助检查
糖化血红蛋白

糖化血红蛋白是血液中红细胞内的血红蛋白与血糖结合的产物。它与血糖浓度成正比，主要特点是保持时间长，可以监测120天之前血糖浓度的变化。

本节名词

❶ 糖化血红蛋白

血液中红细胞内的血红蛋白与血糖结合的产物。它与血糖浓度成正比，并且与血红蛋白结合生成糖化血红蛋白，是一个不可逆反应。

糖化血红蛋白——血糖控制的"黄金指标"

糖化血红蛋白的英文代号为HbA1c。糖化血红蛋白测试通常可以反映患者近8~12周的血糖控制情况。因为糖化血红蛋白在人体内的生成比较慢，排出也比较慢，并且与人体内的血糖水平大致相当。所以，糖化血红蛋白能够反映出患者采血前两三个月内的平均血糖水平，它是一个反映糖尿病患者在较长时间内对血糖控制水平的良好的数值指标。

糖化血红蛋白不能完全反映血糖的变化

当空腹血糖值为6.9mmol/L时，并不能够诊断为已患糖尿病，但是当空腹血糖值达到7.0mmol/L时，就能确诊为糖尿病了。可是，**糖化血红蛋白 ❶** 却难以分辨出这一细微的变化，因此也就不能用它来作为诊断糖尿病的指标。不过，在测量准确、规范的条件下，糖化血红蛋白是可以作为糖尿病诊断标准的。因为它比较稳定，也不用考虑是否空腹，只需要测量一次就可以了。当糖化血红蛋白值超过7.0mmol/L时，就可以将其诊断为糖尿病患者。

血糖达标的三大基准

只有空腹血糖值、餐后2小时血糖值、糖化血红蛋白值均达到标准值，那才能够真正说明血糖达标。

理想的控制目标应该是：

1. 空腹血糖值在3.9~6.1mmol/L

2. 餐后2小时血糖值在7.8mmol/L以下

3. 糖化血红蛋白值在6.1mmol/L以下

这要求我们不仅要控制基础状态下的空腹血糖值，还要控制负荷状态下的餐后血糖值。只有这些值控制好了，糖化血红蛋白值才能降到理想水平，进而延缓并发症的发生。

一定要做的辅助检查
心电图

心电图指的是通过心电描记器从体表引出多种形式的电位变化的图形（简称ECG）。心电图是心脏兴奋的发生、传播及恢复过程的客观指标。

本节名词

❶ Q波

主要是评估心肌梗死的重要波型。

❷ S-T段

由QRS波群结束到T波开始的平线，正常时接近于等电位线，向下偏移不应超过0.05mv。

❸ T波

属于心电图5个波段之一，T波异常变化则会诱发脑血管异常、冠心病等疾病。

糖尿病性心脏病——威胁生命的罪魁祸首

在2型糖尿病患者中，糖尿病性心脏病是导致患者死亡的主要原因之一。糖尿病性心脏病主要包括：糖尿病冠心病、心肌病和糖尿病心脏自主神经病变。糖尿病性心脏病发病比较早，糖尿病患者伴冠心病常表现为无痛性心肌梗死，梗死面积比较大，病情大多比较严重，病死率较高。

糖尿病心肌梗死的四大症状

消化道症状

约有30%的患者伴有恶心、呕吐、腹胀等现象。

胸部症状

心肌梗死的主要症状为胸痛，有时发生在熟睡中，酷似心绞痛，但疼痛甚为剧烈。

先兆症状

胸闷、气短，有的时候出现心绞痛或者心前区不适。

体征

面色灰白、多汗、呼吸紧迫，伴有发热现象。

心电图检查——排查心肌梗死的"得力"助手

很多患者发病后几小时甚至十几个小时即可显示出明确的异常心电图。并且，急性心肌梗死的心电图是以缺血型、损害型和坏死型综合出现。

1. 病理性Q波❶：其特征是面向心肌坏死区的导联显示出病理性。

2. S-T段❷抬高：其特点是面向损伤部位的导联，显示出S-T段异常升高。

3. 缺血型T波❸：又称倒置T波，提示心肌下缺血。

一定要做的辅助检查
肝肾功能检查

肝功能检查是通过各种生物化学的试验方法检测与肝脏功能代谢有关的各项指标。肾功能检查是研究肾脏功能的试验方法。常用尿液显微镜检查和化学检查来衡量肾功能的变化。

本节名词

❶ 血钾

血钾症有急性与慢性两类，急性发生者为急症，发病时应立刻送往医院，否则可能导致心搏骤停。

❷ 血钙

血液中的钙几乎全部存在于血浆中，这里主要是指血浆钙。

❸ 血磷

血磷主要指血中的无机磷，它总是以无机磷酸盐的形式存在。

肝肾功能检查是糖尿病患者的"保护伞"

严格来讲，糖尿病患者从发病起，就应每隔 1~3 个月检查一次肝肾功能。因为一般患者除了服用降糖药物外，常常还服用降压、调脂等多种药物，这些药物或多或少对肝肾功能都有一些损害。一旦发生药物性的肝肾损伤，要及时与医生沟通，调整治疗方案。

从肝肾功能化验单中看健康

常用的肝功能检查项目包含：谷丙转氨酶（ALT）、谷草转氨酶（AST）、碱性磷酸酶（ALP）等。

缩写	项目	正常值	意义
ALT	谷丙转氨酶	0~40	超出正常值则多见于肝硬化、慢性肝炎等疾病
AST	谷草转氨酶	0~37	超出正常值则表明肝脏受损严重
ALP	碱性磷酸酶	53~128	超出正常值则表明是骨病或肝病
ALB	白蛋白	35~55	严重时可导致重度脱水和休克
CHOL	总胆固醇	3.35~6.45	过高则多见于高脂血症、动脉粥样硬化、糖尿病、肾病综合征等

肾功能的检查多用于急慢性肾炎、肾病、尿毒症等疾病的筛查。主要包含项目有：血尿、血肌酐、尿蛋白等。

糖尿病肾病患者万不可掉以轻心

除了药物因素外，糖尿病肾病到晚期也会严重影响肾功能，因此定期的肾功能检查就显得更为重要了。与此同时，还需要进行离子系列的相关检查，及时了解钙磷代谢的情况，了解血钾的情况。糖尿病肾病出现肾功能不全后，常常会伴随血钾 ❶、血钙 ❷ 和血磷 ❸ 的异常，需要患者引起重视。

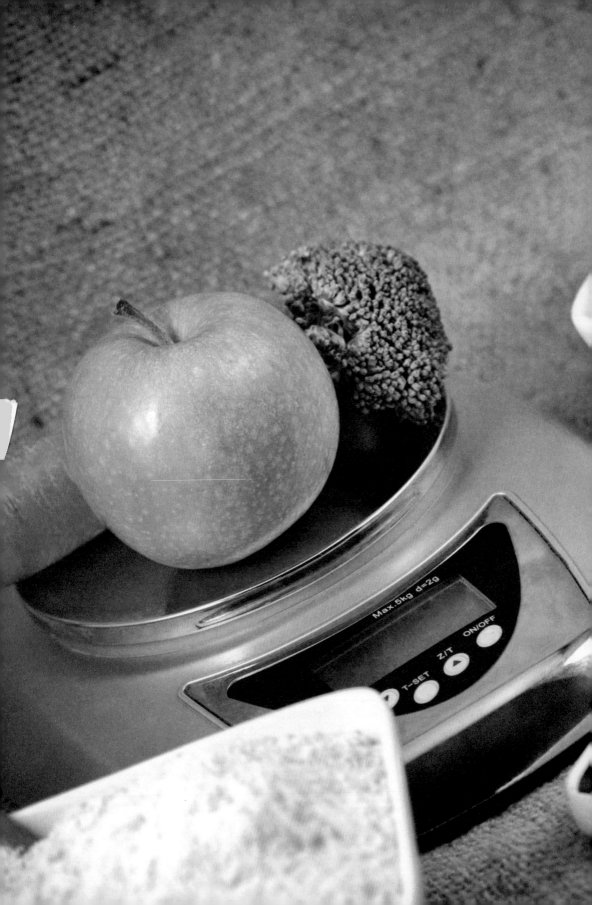

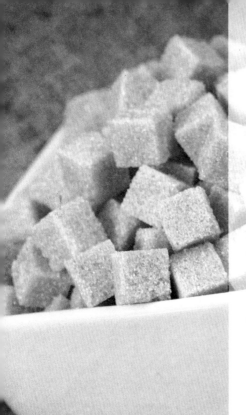

第四章

食品交换表

在治疗糖尿病的过程中，饮食疗法是最基础的，也是最直接的。如果我们能把饮食上要注意的问题解决，在一日三餐中知道什么食物对健康有益，什么食物坚决不可碰，那么不管对于糖尿病患者，还是疑似糖尿病患者来说，糖尿病并不可怕，它是完全可防可控的。本章我们将邀请4名糖尿病患者和营养师、医生共同对话，解决日常生活中所遇到的各类饮食问题。并把生活中常见食物按照80kcal进行分类，提供"食品交换表"和"营养指示单"，为糖尿病患者制订合理的饮食方案，将饮食疗法运用到生活中。

"食量"因人而异

饮食治疗对糖尿病患者尤为重要。无论您是属于哪种糖尿病类型，无论您身处何地，饮食治疗都可以正常进行。我们甚至可以这么说，没有完善的饮食疗法，就没有对糖尿病的满意控制。

饮食疗法的关键在于确定食量

医生："现在我们开始学习糖尿病的饮食疗法，但是首先必须确定适合每位患者每天的食量。"

患者A："食量？这个是什么意思？"

医生："所谓食量就是指患者每天摄入的热量，通常用千卡（kcal）来表示。原则上应该是由医生针对每位患者的自身情况而定的，这就叫作'指示热量'。它表达的是'一天正常活动下所需的热量'，因此，也可称作'每日必要热量'或'每日摄取热量总和'。"

患者B："原来如此。医生给我开具的指示热量是1800kcal，也就是说，我每天所需的热量是1800kcal，所吃的食物也应该保持这个总量，对吧。"

医生："对。按照您的指示单上所写，每天吃下去的热量总值既不能超过1800kcal，也不能少于1800kcal。"

患者A："我的是2000kcal。"

患者D："我的是1400kcal。"

营养师："嗯，所以说指示热量是因人而异的。"

首先测量自己的标准体重

患者A："但是，为什么会有不同呢？医生是根据什么来确定指示热量的呢？"

医生："指示热量是综合了患者的身高、体重、年龄、性别、运动量、有无并发症等多种因素考虑之后才确定下来的。"

患者A："您能再具体说明一下吗？"

医生："就拿身高举个例子吧，大家都知道在行驶了同等距离的情况下，大型车比小型车消耗的汽油更多。因此，高个子的人比矮个子的人消耗的能量也要多一些。"

患者D："那性别和年龄代表什么呢？"

医生："一般来说，男性和女性区别不大。但如果患者是孕妇，那为胎儿考虑的话，每天摄取的热量就必须增加。谈到年龄的话，小孩子因为处于生长期，所需要的热量和大人几乎没有不同。但另一方面，老年人或者能量消耗较少的人，也要相应减少摄取的热量。"

众人："原来如此。"

标准体重 (kg) = 身高 (m) × 身高 (m) × 22

[例] 假如患者身高1.66m，那么标准体重应为：
1.66×1.66×22=61（kg）

自己也能计算出指示热量

医生："不过，也有一个很简便的方法，它能让大家简单地算出每日所需的饮食量。"

患者 D："要怎么计算呢？"

医生："首先要算出自己的标准体重，具体请看 80 页的图表。"

患者 B："我的标准体重是 61kg！那么，在这之后呢？"

医生："算完标准体重以后，还要根据自己的劳动强度，确定每 1kg 体重所需要消耗的能量。"

患者 A："劳动强度？"

医生："所谓的劳动强度是包含了工作在内的所有生活习惯。因为职业不同、生活习惯不同，能量的消耗也就会不一样。劳动强度大，消耗的能量就多。比如说，在年龄、身高、体重都相同的情况下，上班族和整天在田里干活的农民相比，所消耗的能量肯定是不同的。对此，想要知道自己能量消耗的具体数值，就要先了解劳动强度的标准。"

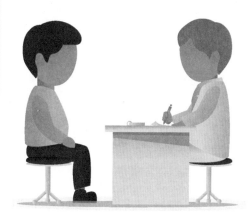

每1kg体重所必需的能量 × 标准体重 = 每日食量
（kcal）　　　　　　　　　　　　（kg）　　　　（kcal）

[例] 标准体重 61kg 的小 B，每日食量为：

30kcal×61kg=1830kcal

取一个近似值的话，小 B 的每日食量约是 1800kcal。

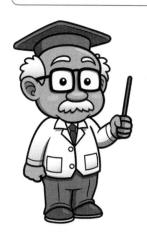

注：劳动强度是按照阶段来划分标准的（具体见 82 页）。每日食量是由标准体重和每 1kg 体重所需要消耗的能量相乘得到的。一般患者每 1kg 体重所需的能量消耗在 25~30kcal/kg，糖尿病及肥胖患者在 30kcal/kg 左右。

不同劳动强度下每1kg体重所消耗的能量

各类型成年人的劳动强度 （根据职业、生活习惯举例）	每1kg体重所需要 消耗的能量
● 无职业的老年人 ● 每天在室内生活的人	20~25kcal
● 教师、医生 ● 会计、律师、设计师、司机、裁缝 ● 没有孩子的家庭主妇、公司职员	25~30kcal
● 需要照顾小孩的家庭主妇 ● 小学教师 ● 保姆 ● 护士 ● 厨师 ● 商场营业员	30~35kcal
● 农忙期的农民 ● 捕鱼期的渔民 ● 林业工作者 ● 建筑业人员 ● 非自动化工厂工人	35~40kcal

三餐吃好有利于降低血糖

饮食疗法中，也必须注意用餐的次数、食量的分配和用餐的时间。一日三餐应该粗细搭配，动物食品和植物食品要有一定的比例，最好每天吃些豆类、薯类和新鲜蔬菜。

饮食标准为一日三次

医生："考虑到营养平衡，除了要计算出自己的指示热量外，饮食疗法中的另一大要点就是按时就餐。"

患者 B："说起来，我在去看病的时候，的确听到医生说了'要保证一日三餐饮食的规律'这些话。"

医生："就算明确了指示热量，我们也不能随心所欲地想什么时候吃就什么时候吃，而不去顾及用餐的时间点和次数。"

患者 A："这又是为什么？"

医生："这是因为一顿饭若吃得太多，血液中的葡萄糖就会急速增加，而无论是 1 型还是 2 型糖尿病患者，胰腺在分泌胰岛素的时候不是迟缓就是不足，如果再加上这种毫无规律的饮食，那么血糖就会变得居高不下。"

过度饮食不利于血糖保持平稳

患者 B："原来如此。"

医生："也就是说，一顿饭吃得越多，血糖值上升得就越猛。这会给胰腺造成很大的负担。所以在治疗过程中，我们希望患者的血糖值保持在正常数值范围内。因此，患者就不能一次吃得太多。所以每天三顿饭按时定量非常必要！"

患者 B："话是这么说，可是工作一旦忙起来，这种事情也会很难坚持做到啊。"

医生："的确，实际生活中有各种各样的限制。但是，一日三餐是最基本的，我们要尽量去遵守。而对于糖尿病患者而言，每天加餐 1~2 次也是十分有必要的。"

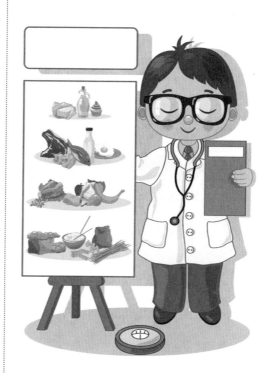

用餐的次数、间隔与血糖值的变化

一日三餐定时定量的情况下，血糖的变化

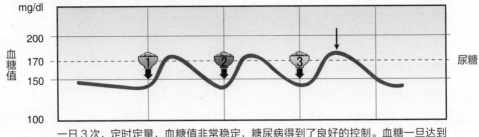

一日3次，定时定量，血糖值非常稳定，糖尿病得到了良好的控制。血糖一旦达到170mg/dl时，就会出现尿糖。

一日只吃两餐的情况下，血糖的变化

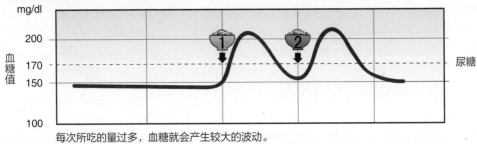

每次所吃的量过多，血糖就会产生较大的波动。

三餐间隔过短的情况下，血糖的变化

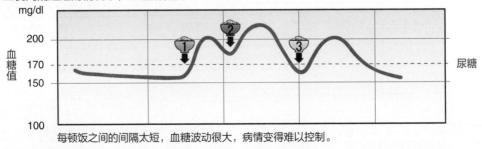

每顿饭之间的间隔太短，血糖波动很大，病情变得难以控制。

一日五餐的情况下，血糖的变化

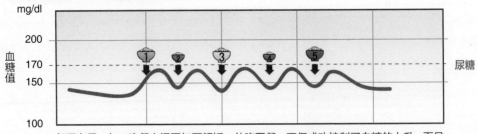

每天在早、午、晚餐之间再加两顿饭，共吃五餐，不仅成功控制了血糖的上升，而且也不会出现尿糖现象。但是这种方式在现实中实践起来有很多困难。

一个单位*80kcal*的由来

把 80kcal 这个数字作为一个单位的数值，是为了能够更简便地去计算。比如它的 1/2 是 40，1/4 是 20，1/8 是 10，而碳水化合物、蛋白质每 1g 的热量大概是 4kcal，脂肪每 1g 的热量是 8~9kcal。所以，用 80kcal 来作为换算单位很方便。

80kcal 的热量就是"1 个单位"

营养师："大家应该是第一次接触这个概念吧！有什么问题尽管问！"

患者 A："这个'单位'是什么呢？"

营养师："真是个好问题。在食品交换表里，'1 个单位'所表达的意思，是相当于含有 80kcal 各种食物的重量。"

众人："哎？"

营养师："那么，顺着话题说下去。请看食品交换表，把书翻到'食品交换表'（具体见 126 页）。比如'米饭 55g''面包片 30g''面条（水煮）80g'等，清晰地标明了食物的重量（克数）。食品交换表从根本上说，像是查询食物重量的手册。这个重量代表的意思，就是各种食物每 80kcal 的重量。然后，这 80kcal 的热量统称为'1 个单位'。"

众人："噢……原来是这个意思啊！"

患者 B："也就是说，克数就是各种食物每 80kcal，也就是 1 个单位的重量吧？"

营养师："没错。这就是我们所说的食品交换表。"

患者 A："原来如此，看了食品交换表，也就对各种食物每 80kcal，也就是 1 个单位的重量一目了然了。"

使用"单位"计算热量，简单又方便

患者 A："但是……街上的书店里也有很多记录食品热量的书，上面写着每 100g 左右的食物中所含的热量，这样不行吗？"

医生："根据糖尿病的饮食疗法，在决定每天摄取的热量时，比起一定重量所包含的热量，还是一定热量所占的重量比较容易达到目的，也更好计算。而且，热量是以 kcal 为单位计算的，数值很大又不好换算，很是麻烦。而以重量单位表现出来的数字，数值比较小，计算简单，还更容易把握整体的情况。更何况，食物的每一部分其实并不是平均的，这种计算方法也更好地考虑到了这种情况，因此就比较实际。"

患者 D："接下来，根据指示热量，可以考虑每天要吃多少个单位的食物了吧。"

营养师："就是这样。"

患者 C："我的营养指示单中（具体见 110 页）标出的热量是 1600kcal，除以 80 之后就是 20 个单位。我每天可以吃 20 单位的食物，对吧？"

营养师："是的。从食品交换表中选 20 种食物，也就是 20 个单位的食物，吃下去的话，也就是 1600kcal 了。"

"食品交换表" 的分类

根据营养成分分类	名称	食品	主要营养成分
含有丰富碳水化合物的食物	表1	莲藕　洋葱　玉米　南瓜　米饭　土豆　面条　面包	• 碳水化合物 • 蛋白质
	表2	橘子　葡萄　樱桃　橙子　哈密瓜　苹果	• 碳水化合物 • 维生素 • 膳食纤维
含有丰富蛋白质的食物	表3	鸡肉　鱼　虾　鱿鱼　豆腐　鸡蛋　黄豆	• 蛋白质 • 脂肪
	表4	牛奶　酸奶	• 蛋白质 • 脂肪 • 碳水化合物 • 矿物质
含有丰富脂肪的食物	表5	牛油果　核桃　花生　食用油	• 脂肪
含有丰富维生素、矿物质的食物	表6	胡萝卜　白菜　金针菇　香菜　青椒　土豆　菠菜　豆角　茄子	• 碳水化合物 • 维生素 • 矿物质 • 膳食纤维

以80kcal=1单位为标准衡量

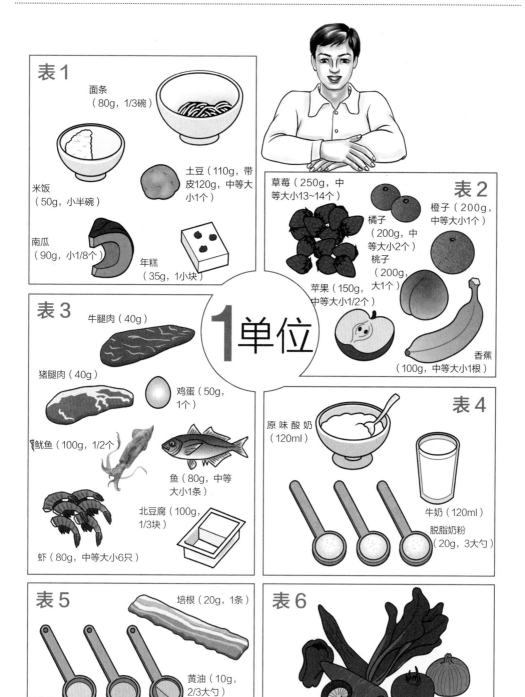

表1
面条（80g，1/3碗）
米饭（50g，小半碗）
土豆（110g，带皮120g，中等大小1个）
南瓜（90g，小1/8个）
年糕（35g，1小块）

表2
草莓（250g，中等大小13~14个）
橘子（200g，中等大小2个）
橙子（200g，中等大小1个）
桃子（200g，大1个）
苹果（150g，中等大小1/2个）
香蕉（100g，中等大小1根）

1单位

表3
牛腿肉（40g）
猪腿肉（40g）
鸡蛋（50g，1个）
鱿鱼（100g，1/2个）
鱼（80g，中等大小1条）
北豆腐（100g，1/3块）
虾（80g，中等大小6只）

表4
原味酸奶（120ml）
牛奶（120ml）
脱脂奶粉（20g，3大勺）

表5
培根（20g，1条）
黄油（10g，2/3大勺）
沙拉酱（10g，1大勺）
植物油（10g，1大勺）

表6
蔬菜（基本都是300g为1个单位）

食品交换表【1】
三餐主食选择多

食品交换表是为糖尿病患者量身定做的一套控制饮食的方法，它主要列出了六大类食品。这六大类食品包括了人体必需的六大营养要素，即碳水化合物、蛋白质、脂肪、无机盐、维生素和膳食纤维。

将"表1"中的食物分配到三餐中

营养师："那么，让我们来看看如何有效使用各个表中的食物吧。首先是表1（具体见126页）。"

患者C："表1中有米饭、面包、面条，它是不是表示的都是主食呢？"

营养师："嗯，正是这样。并且除大豆外的豆类，如小豆、绿豆等都属于表1中的主食部分。要注意的是，表1虽大多表示的是主食，但也包含很多高碳水化合物的蔬菜。"

患者D："高碳水化合物指的是哪些？"

营养师："比如南瓜、莲藕、玉米、慈姑、红薯等。"

患者B："我们怎样才能有效地将表1中的这些食物很好地组合起来呢？"

营养师："因为主食基本都在这个表里，并且这些食物是我们平常吃的量最多的，所以要把它们适当分配到早、午、晚餐里去。"

患者D："我听说糖尿病患者吃全麦面包比吃米饭好，是这样吗？"

营养师："它们的营养成分基本上是一样的，所以面包并不会对糖尿病产生过多的好处。"

患者C："我的口味很传统，三餐都吃米饭可以吗？"

营养师："当然可以！不过，偶尔也要换

换种类，如果选择全麦面包当主食的话，在早餐中搭配乳制品一同食用，更容易起到控制盐分的效果，这对健康可是很有益处的。"

患者A："如果是面包，我可以选择巧克力的，或是奶油面包吗？"

患者B："是啊，我也想问问这个问题呢，我很喜欢吃果酱面包，把它当作我早餐的主食可以吗？"

医生："这是万万不可的。我们应该选择全麦或者是无糖的面包，因为像果酱面包、奶油面包、巧克力面包的含糖量均很高，它们属于爱好食品一类（具体见133页），不能用来做交换。"

患者A："原来是这样！"

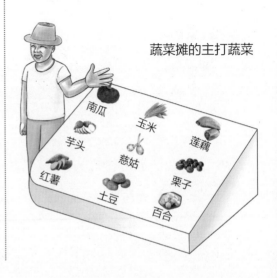

蔬菜摊的主打蔬菜

南瓜 玉米 莲藕 芋头 慈姑 红薯 土豆 栗子 百合

食品交换表【2】
水果别随意交换

　　虽然水果和表 1 中的主食都是以含糖为主，但是把它单独分出来的一个重要原因是水果还含有丰富的维生素 C 和膳食纤维。而它之所以区别于蔬菜，还是源于它含糖量丰富。

水果不能代替蔬菜

　　医生："'食品交换表'中的表 2 列举的全都是水果。从原则上说，一日三餐中应该包含一定的水果。"

　　患者 D："我不太喜欢吃绿色蔬菜，可以用水果代替它们吗？"

　　营养师："虽然说每一种植物或者农作物的营养成分多少都有相同的地方，但表 2 中的水果和表 6 中的蔬菜却不能互换。只吃水果不吃蔬菜，那是不行的！"

不能毫无节制地吃水果

　　患者 B："我喜欢吃香蕉，如果晚餐少吃点，可以多吃几根香蕉来代替主食吗？"

　　患者 A："就是啊，比如苹果、橘子，多吃些应该影响不大吧？"

　　营养师："虽说是水果，但我们也要食之有度。每种水果 1 单位 80kcal 的热量是大不相同的，如果我们只把热量的计算用于一日三餐中，而忽略了其他营养成分，那么饮食疗法对于我们来说也就只能是纸上谈兵了。"

　　医生："没错，关于每种水果 1 单位 80kcal 的热量，我们可以参考下面这幅图来加深对它们的理解。"

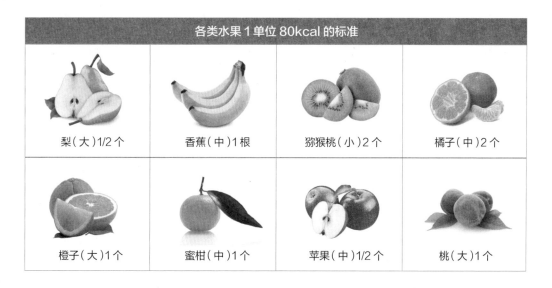

各类水果 1 单位 80kcal 的标准

梨（大）1/2 个	香蕉（中）1 根	猕猴桃（小）2 个	橘子（中）2 个
橙子（大）1 个	蜜柑（中）1 个	苹果（中）1/2 个	桃（大）1 个

各类水果的热量与每单位所含的碳水化合物量

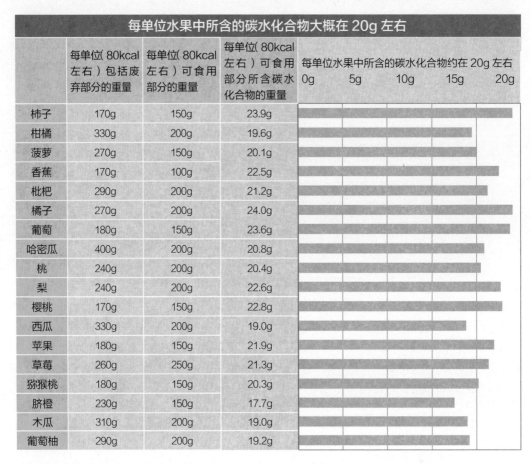

	每单位（80kcal左右）包括废弃部分的重量	每单位（80kcal左右）可食用部分的重量	每单位（80kcal左右）可食用部分所含碳水化合物的重量	每单位水果中所含的碳水化合物约在 20g 左右
柿子	170g	150g	23.9g	
柑橘	330g	200g	19.6g	
菠萝	270g	150g	20.1g	
香蕉	170g	100g	22.5g	
枇杷	290g	200g	21.2g	
橘子	270g	200g	24.0g	
葡萄	180g	150g	23.6g	
哈密瓜	400g	200g	20.8g	
桃	240g	200g	20.4g	
梨	240g	200g	22.6g	
樱桃	170g	150g	22.8g	
西瓜	330g	200g	19.0g	
苹果	180g	150g	21.9g	
草莓	260g	250g	21.3g	
猕猴桃	180g	150g	20.3g	
脐橙	230g	150g	17.7g	
木瓜	310g	200g	19.0g	
葡萄柚	290g	200g	19.2g	

注：“废弃部分的重量”指核、皮、心等的重量。

水果不能代替主食

患者B："表2的食物不能和表1互换吗？它们都是高碳水化合物食物，有点不理解？"

医生："如果只考虑碳水化合物，那么交换也无不可。但是表1中的食物都含有大量的蛋白质，与富含维生素和矿物质的水果有很大的不同。况且，碳水化合物也分为不同的种类。而水果之中包含的是能够被迅速吸收的单糖类。表1中的食物包含的却是以淀粉为主的多糖类。它们所含的营养成分不同，也就不能互换。"

种类不同，能量也有很大区别

患者D："不同种类的水果，要确认了指示单位的重量才能吃吧！它们最大的不同是什么呢？"

营养师："实际上，每种水果的碳水化合物和水分含量有很大的区别。很多人认为水果的热量少，口感又好，就极易造成因食用过量而导致热量摄取过多。所以，在我们吃水果之前，还要好好确认一番。"

食品交换表【3】
海鲜产品应慎食

表3主要是含蛋白质丰富的一组食物。比如肉、鱼、大豆之类。这一表中所含有的食物品种多得令人眼花缭乱。但是它们之间又有所区别。即使是都含有蛋白质，也会有植物蛋白和动物蛋白之分。

不要偏爱"表3"中的食物

营养师："下面我们来介绍'食品交换表'中的表3部分。表3中都是富含蛋白质的食物，主要包括鱼贝类、肉类、蛋类及豆制品四大类。"

患者C："豆制品是指什么呢？"

营养师："像豆腐、炸豆腐、豆腐干等，都是很有代表性的豆制品。"

患者A："我很喜欢豆制品，所以表3中的食物我可是一定要天天吃的！"

营养师："确实，豆制品能为我们提供丰富的植物蛋白。但也不能想吃多少就吃多少，正确地摄入动物蛋白还是非常有必要的！"

患者A："那么如果我喜欢吃肉，就要最大限度地摄取其中的动物蛋白吗？"

医生："豆制品和肉类当然都是好东西，但三餐不能都以它们为主，适当地摄入些鱼类也是十分有必要的。这是因为虽然肉类和鱼类都属于动物蛋白，但二者在营养构成方面也是存在差异的，因此，尽量做到膳食均衡是保证血糖平稳的基础。"

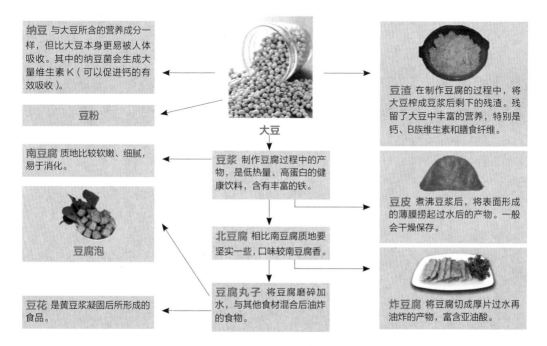

纳豆 与大豆所含的营养成分一样，但比大豆本身更易被人体吸收。其中的纳豆菌会生成大量维生素K（可以促进钙的有效吸收）。

豆粉

南豆腐 质地比较软嫩、细腻，易于消化。

豆腐泡

豆花 是黄豆浆凝固后所形成的食品。

大豆

豆浆 制作豆腐过程中的产物，是低热量、高蛋白的健康饮料，含有丰富的铁。

北豆腐 相比南豆腐质地要坚实一些，口味较南豆腐香。

豆腐丸子 将豆腐磨碎加水，与其他食材混合后油炸的食物。

豆渣 在制作豆腐的过程中，将大豆榨成豆浆后剩下的残渣。残留了大豆中丰富的营养，特别是钙、B族维生素和膳食纤维。

豆皮 煮沸豆浆后，将表面形成的薄膜捞起过水后的产物。一般会干燥保存。

炸豆腐 将豆腐切成厚片过水再油炸的产物，富含亚油酸。

肉的部位不同，单位重量就会变化

营养师："针对肉类来说，脂肪多的食物1个单位的量就比较少，而脂肪少的食物，1个单位的量就比较多。"

患者C："脂肪含量多的肉和鱼就只能吃一点点吗？相反，脂肪含量少的就能多吃一些了吗？"

营养师："对。比如说，和富含脂肪的猪后臀肉相比，没有过多油脂的牛肉就可以多吃一些。"

患者B："果然牛肉比猪肉更好啊！"

医生："也并非是这样。肉类根据种类和部位的不同，单位重量是不一样的，这和是猪肉还是牛肉是没有任何关系的。"

患者D："可我喜欢吃鸡肉，特别是鸡胸部位。而且鸡肉的脂肪含量看上去不是很多啊，可以多吃些吗？"

营养师："鸡胸肉的单位重量是80g，热量确实很低，但最好还是各种肉都吃一些，营养均衡比较好。"

患者B："我讨厌吃鱼，这种情况应该怎么办呢？"

医生："如果只考虑蛋白质的话，那么吃肉类、蛋类、豆制品也就足够了。但问题在于鱼肉里所含的脂肪，鱼肉中富含EPA（鱼油）、DHA（不饱和脂肪酸）等成分，适量摄取的话，可以有效防止动脉硬化。糖尿病患者比正常人更容易患上动脉硬化，因此吃鱼是非常必要的！"

肉类根据部位的不同单位重量也不同

一个单位的重量	牛肉	日本牛肉	猪肉	鸡肉
80g				胸（不含皮）
60g			里脊、腿（去除肥肉）	腿（不含皮）
40g	肩、腿、里脊（去除肥肉）、肉馅	腿、里脊（去除肥肉）	腰肉、肩（去除肥肉）、肉馅	胸、腿、翅（含皮）、肉馅
30g	腰部、外脊（去除肥肉）	肩、臀部等（去除肥肉）		

食品交换表【4】
牛奶饮用要有度

　　众所周知，奶制品是蛋白质含量很丰富的一类食物。但是它却没有被分到表3的范围内。究其原因就在于奶制品不仅含有丰富的蛋白质，而且含有大量的钙质。因此表4中的一些食物，往往都被称为含量最纯的营养补品。

牛奶——补钙的最佳食物

　　营养师："表4是除了奶酪之外的各类乳制品。根据传统说法，关于这一类的食物，特别是牛奶，除了丰富的蛋白质之外还含有碳水化合物和脂肪，作为单一食物而言，营养十分均衡。"

　　患者B："牛奶的含钙量很高，这对我们很重要吗？"

　　营养师："每人每天必须摄入600mg钙。但我们摄入钙质的总含量几乎都少于平均值。也就是说，喝下一杯牛奶（180ml），也就喝下了每日必需的1/3的钙，即200mg。并且，牛奶中的钙是非常容易被人体吸收的。"

　　众人："原来如此。"

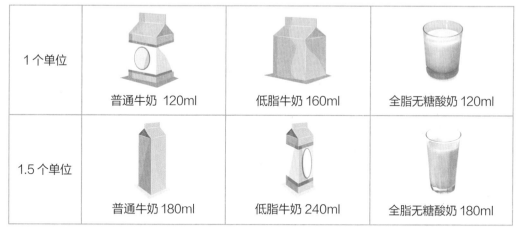

1 个单位	普通牛奶 120ml	低脂牛奶 160ml	全脂无糖酸奶 120ml
1.5 个单位	普通牛奶 180ml	低脂牛奶 240ml	全脂无糖酸奶 180ml

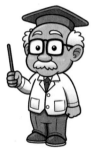

　　多数情况下，糖尿病患者应该以每天喝1.5 个单位的奶制品为目标。

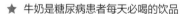

★　牛奶是糖尿病患者每天必喝的饮品

患者 A："说到钙，最近市面上出现了很多补钙的饮料、点心、保健品等，那些东西也能用来补钙吗？"

营养师："就补钙本身来说对身体是没有坏处的，但那些东西很多都是高热量食物，这一点需要注意。"

牛奶不能过量喝

患者 C："每天喝多少牛奶才合适呢？"

营养师："我们希望糖尿病患者每天至少喝 1.5 个单位的牛奶。"

患者 A："我很喜欢牛奶，但每天也是要限量的吧？"

营养师："嗯，正是这样。如果每天的指示热量为 1800kcal 的话，那么表 4 中的每日指示单位就是 1.5 个。"

众人："啊，是这样啊！"

营养师："在此需要特别指出的是，牛奶是典型的高热量食品，虽然含有丰富的钙，也绝对不能过量饮用。"

患者 D："我想用酸奶来代替牛奶，这样做可以吗？"

营养师："如果是不含糖的酸奶，可以。但每天的摄入量要控制在 180ml 以内。"

可以与 1.5 个单位的牛奶交换的食物

患者 A："关于这一点我是明白了，但是现在市面上有很多果粒酸奶，里面又是酸奶，又含有水果果肉，我们可以选择吗？"

患者 C："对，这样一来，既包含了水果，又添加了牛奶，岂不是一举两得！"

营养师："呵呵，有很多患者确实也询问过相同的问题，但是我们的答案是不可以。这是因为果粒酸奶中也或多或少添加了糖分以及防腐剂，这对于糖尿病患者控制血糖不能起到积极的作用，所以最好还是不要喝。"

患者 B："这样啊，看来我们禁止吃的食物越来越多了，真是苦恼啊！"

医生："在饮食上我们希望患者严格要求自己，这也是为了能延缓病情的发展，对糖尿病真正做到可防可控，把并发症的发病概率降到最低。"

患者 D："嗯，您说得对，为了自己的身体，不管怎样都要严格控制自己的饮食！"

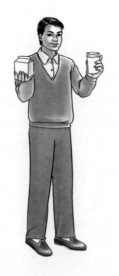

无糖酸奶 180ml

脱脂奶粉 30g

低脂牛奶 240ml

脱脂牛奶 360ml

无论其中哪一种，都可以在市面上买到

★ 可以用酸奶来代替牛奶

食品交换表【5】
注意高油脂食物

　　在以脂肪为主的表5中，主要分为油脂性食品和脂质性食品两大类。无论它们中的哪一类，都含有很高的热量，所以在饮食疗法中，还是要做到尽量少吃为佳。一般像植物油、黄油我们都能很容易辨别出来是油脂类食品，但是像脂肪类食品却往往被我们所忽视。

色拉油、沙拉酱都是油脂含量高的食品

　　医生："高脂肪的食品都被分在表5之中。表5中的代表性食品有色拉油、黄油等。这些食品我们在烹调的时候用得非常多。另外还有一些就是常见的调料。因此，我们平时做饭的时候一定要注意不能过量。"

　　营养师："特别是油脂性食品，很容易陷入两个摄取过量的陷阱。其中一个最容易被人们忽视的就是调料。"

　　患者D："还有油脂性的调料吗？"

　　营养师："当然，比如沙拉酱、色拉油一类的调味品就是。"

　　患者B："啊！原来是这样！要不是在表5里出现，我就忘了它们也是油啊。"

　　营养师："在我们所了解的患者里，确实有对食用油了解得非常仔细，避而不食或食之有度，却对沙拉酱、色拉油完全没有节制的人。这样一来，对于油类的控制就毫无意义了。大家千万要记住，沙拉酱也好，色拉油也好，都是表5中的食物。"

警惕那些不是"油"的油

　　患者C："那另一个陷阱又是什么呢？"

　　营养师："那些应该被列为不是'油'的油。"

　　患者D："那是什么？我不太能理解。"

　　营养师："比如说芝麻、花生一类的干果，或者牛油果一类的水果。"

　　患者C："这些食物也在表5里吗？"

　　营养师："是的。像沙拉酱或色拉油，还能用肉眼看出里面含有油的成分，所以相对比较容易区分。但像核桃、牛油果等，光凭眼睛看不出它们存在油的成分。"

　　患者A："这样说来，干果基本上也不能吃了？"

　　营养师："只要食用的量在表5指示单位范围内，就没问题。但是，每一种干果本身所含的脂肪量有限，难以引起人们的注意，往往是大吃特吃，导致油脂摄取过量。除了干果之外，不是'油'的油还有熏肉、培根、各类香肠、奶油、乳酪等。"

　　患者C："咦？肉类不是在表3里的吗？"

　　患者D："对啊！而且，乳酪什么的也应该在表4里啊。"

　　营养师："是有点儿不好区分，不过现在所说的这些食物因为都经过了再加工，油脂的含量就变得很高，因此就统一被归进表5里面去了。"

这些食物都被列在"表5"里

与"表3"中不同的食物

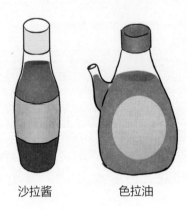

沙拉酱   色拉油

与"表4"中不同的食物

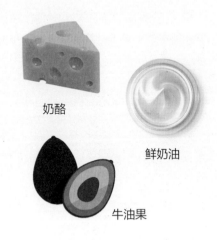

奶酪

鲜奶油

牛油果

与"表3"中不同的食物

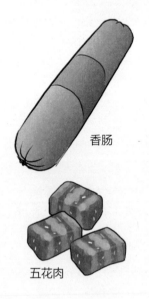

香肠

五花肉

与"表2"中不同的食物

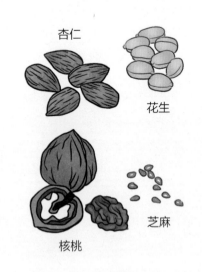

杏仁

花生

核桃   芝麻

食品交换表【6】
蔬菜品种要丰富

　　蔬菜、海藻、菌类，它们都含有丰富的矿物质、维生素 C 及丰富的膳食纤维。由于本组食物热量含量极低，所以每次最好吃 1 个单位。也就是说，将各种蔬菜组合后每天至少吃 300g 左右。

每天必须吃 300g 蔬菜

　　医生："表 6 所含有的食物都是蔬菜。蔬菜是我们摄取维生素、矿物质的主要来源。对于这部分食物，需要注意的地方有两点：第一，有些一般认为是蔬菜的食物，不在表 6 的范围

之内，关于这些食物，我们都在下面的表格中整理出来了。第二，根据'食品交换表'，像蘑菇、海藻、魔芋等食物都被当成蔬菜，列在表 6 里面了。"

属于"表 1"的食物	蚕豆、玉米、芋头、红薯、豌豆、莲藕、慈姑、土豆、南瓜、栗子、百合	这些食物含有大量的碳水化合物
属于"表 3"的食物	大豆、黑豆、毛豆、豆制品	这些食物含有丰富的植物蛋白
属于"表 5"的食物	牛油果、芝麻、花生	这些食物含有大量的油脂

各种类型的蔬菜，每天要吃 300g

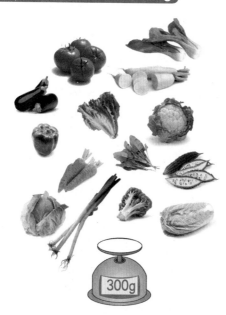

　　营养师："根据'营养指示单'，无论哪一种指示热量，在表 6 的指示单位中都是 1 个单位。也就是说，每天吃 300g 的蔬菜是不可或缺的。"

　　众人："原来如此。"

　　患者 C："听说海藻、蘑菇、魔芋这几种食物几乎不含热量，所以不用计算量也可以，这是真的吗？"

　　营养师："对，正是这样！这些食物就是不限制食量，喜欢的话可以随便吃。"

　　众人："哦，是这样啊。"

　　营养师："当然也不用遵守'每单位 300g'的规定了。但是，由于吃得多了不易消化，所以还是适量的好。"

身体零负担，把想吃的蔬菜一下子做出来吧

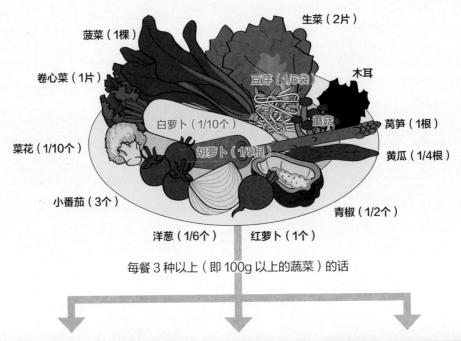

每餐 3 种以上（即 100g 以上的蔬菜）的话

早餐		午餐		晚餐	
●蔬菜汤 菜花 1/10 个 菠菜 1 棵 ●餐后蔬菜 小番茄 3 个	胡萝卜 1/5 根 蘑菇	●炒菜 豆芽 1/0 袋 洋葱 1/6 个 木耳	卷心菜 1 片 青椒 1/2 个	●大拌菜 莴笋 1 根 黄瓜 1/4 根 白萝卜 1/10 个	生菜 2 片 红萝卜 1 个

糖尿病患者每天至少吃 9～10 种蔬菜

患者 A："医生总是和我们说要尽量吃丰富的蔬菜，可以和我们具体说说吗？"

营养师："如果包括蘑菇、海藻、魔芋，我认为每天吃 9~10 种蔬菜就很好了。"

患者 C："就是说，每天要吃 9~10 种蔬菜，合起来共 300g。但要如何分配才好呢？"

营养师："不用想得那么复杂。只要每餐吃 3 种蔬菜，合计 100g，然后早、中、晚的蔬菜品种全部不一样就行了，平时用心注意还是可以做到的。"

众人："原来如此。"

医生："因为蔬菜是水分多、热量低的食物，吃多少都行，不拘泥于热量的限制也没关系。具体说来，标准是 300g，那么每餐超出 100g 或者 150g，也不会有太大的问题。但是，拌蔬菜沙拉所用的沙拉酱和炒菜用的食用油，都是高热量食物，用量必须注意。"

警惕！调味料也有卡路里

　　调味料是有益于人体健康的辅助食品。它的主要功能是增进菜品质量，满足消费者的感官需求，从而刺激食欲，增进人体健康。调味品包括咸味剂、酸味剂、甜味剂、鲜味剂等，我们平常所吃的食盐、酱油、醋、味精、糖、八角、茴香等都属此类。

做饭时别忘了先计算"调料"的热量

　　营养师："我们刚才介绍了表1至表6的内容，接下来我们来讲'食品交换表'中最后一项，也就是调料一项。"

　　众人："好的。"

　　营养师："大家对调料这一项还有什么问题吗？"

　　患者D："调料？怎么盐和味精也要计算热量吗？"

　　营养师："当然了，对于糖尿病患者来讲，调味料的热量是一定要明确计算出来的。我们在做饭的时候，一定不能忽视这一点！"

　　患者C："哎？这样啊！"

　　营养师："是的。调料可是意料之外的高热量食物呢。如果抱着反正是调料就无所谓的想法胡乱烹调，那每天摄取的热量就会和指示热量产生很大的误差，进而影响血糖的控制。"

　　患者B："要是糖加多了确实会有问题，但是，调料这个项目好像只列举了几种。"

　　营养师："实际上，我们以为是调料的食物，在必须考虑热量时，很多都被放到'调料'项目以外的地方去了，像色拉油或沙拉酱等都被放到了表5中。"

需计算热量的"调料"

做饭时必须要考虑的调味品热量（每次做饭时必须要计算出来）	属于调味料的食品	白砂糖、料酒、蜂蜜、辣酱、番茄酱、咖喱酱
	表3中所包含的食物——以蛋白质为主	帕尔马干酪
	表5中所包含的食物——以油脂为主	沙拉酱、黄油、食用油、千岛酱
做饭时不必考虑的调味品热量（由于含有的热量非常低，所以只要平时稍加注意，不用计算也可以）		酱油、食盐、醋、芥末、生姜、胡椒、五香粉、食用红酒

"营养指示单"上0.5单位表示的含义

患者D："必须计算热量的调料，一天的用量大概是多少呢？"

营养师："来看看'营养指示单'吧。"

患者C："'营养指示单'上的调料大多都写着'0.5单位'啊。"

营养师："确实，关于每天要使用的调料，大概都会写0.5这个数字。"

患者A："为什么是0.5呢？"

营养师："0.5这个数字，是根据0.3单位的味精和0.2单位的砂糖为标准而确定的。"

患者B："那0.3单位的味精和0.2单位的砂糖，大致是多少呢？"

营养师："0.3单位的味精，就是做一锅鸡蛋汤所使用的量。而0.2单位的砂糖，就是2/3小勺（约4g）。如果拿它来煮东西，那么可以煮2~3小碗。"

患者C："这也太少了吧！"

营养师："确实不是很大的量。但是做一个人的饭菜也足够了。如果要做很多人的，也可以适量增加，比如说做三口之家也就是用3倍的量。"

常用调味料1单位80kcal的重量一览表

		食物名称	1单位（80kcal）的重量	0.5单位（40kcal）的重量	0.3单位（24kcal）的重量	常用量			
						估测	重量	单位	备注
必须考虑热量的调味品	调味料	白砂糖	20g	10g	6g	大汤匙	9g	0.45	绵白糖或砂糖，小汤匙5g，大汤匙15g
						小汤匙	3g	0.15	
		料酒	35g	18g	10g	大汤匙	18g	0.45	
						小汤匙	6g	0.15	
		蜂蜜	25g	13g	7g	大汤匙	7g	0.3	稀释后，小汤匙约为7g
		沙司酱汁	70g	35g	20g	大汤匙	18g	0.3	
						小汤匙	6g	0.1	
		番茄酱	60g	30g	18g	大汤匙	18g	0.3	
						小汤匙	6g	0.1	
		咖喱酱	15g	8g	5g	-	18g	1.2	
		辣酱	9g	5g	3g	小汤匙	4g	0.4	
	表5	沙拉酱蛋黄酱	10g	5g	3g	大汤匙	12g	1.2	
						小汤匙	4g	0.4	

给糖尿病患者的饮食建议（一）

"营养指示单"是根据每个人的标准体重所计算出来的日常摄取热量的标准。它是由医院的医生和营养学专家共同制订的。它不仅节省了糖尿病患者计算饮食热量的时间，而且还充分体现出了专业性。

1日15个单位 1200kcal							
食品分类	表1	表2	表3	表4	表5	表6	调味料
饮食搭配	谷类、豆类、薯类等	水果	肉、鱼、贝、鸡蛋、大豆	牛奶	油脂类	蔬菜	糖、料酒等
1日单位	7	1	3	1.5	1	1	0.5
早餐	2		1			0.3	
午餐	2		1		加起来1	0.3	
晚餐	3		1			0.4	
夜宵		1		1.5			

1日16个单位 1300kcal							
食品分类	表1	表2	表3	表4	表5	表6	调味料
饮食搭配	谷类、豆类、薯类等	水果	肉、鱼、贝、鸡蛋、大豆	牛奶	油脂类	蔬菜	糖、料酒等
1日单位	7	1	4	1.5	1	1	0.5
早餐	2		1			0.3	
午餐	2		1.5		加起来1	0.3	
晚餐	3		1.5			0.4	
夜宵		1		1.5			

1日17.5个单位 1400kcal							
食品分类	表1	表2	表3	表4	表5	表6	调味料
饮食搭配	谷类、豆类、薯类等	水果	肉、鱼、贝、鸡蛋、大豆	牛奶	油脂类	蔬菜	糖、料酒等
1日单位	8.5	1	4	1.5	1	1	0.5
早餐	2.5		1			0.3	
午餐	3		1.5		加起来1	0.3	
晚餐	3		1.5			0.4	
夜宵		1		1.5			

活用"食品交换表"
糖友的一日三餐

　　按照"营养指示单"的指导，像字典一样使用"食品交换表"是控制血糖行之有效的方法。为了进一步实行饮食疗法，医生建议糖尿病患者在制订菜谱时要分清步骤，严格按照"营养指示单"来执行。

进行饮食疗法的具体步骤

　　医生："通过以上了解，我想大家已经明白什么是'食品交换表'和'营养指示单'了吧。如果理解了前面介绍的内容，那么大家就可以从现在开始进行糖尿病的饮食疗法了。"

　　众人："嗯，太棒了！"

　　患者 D："那么，实际的饮食疗法又是怎样的呢？"

　　营养师："所谓的饮食疗法，就是遵从'营养指示单'的说明，查询'食品交换表'来做每一顿饭的方法。它的要点和步骤是：①决定要吃什么；②查'食品交换表'，明确每种食物的单位重量；③根据'营养指示单'上写的单位数，计算出每种食物的重量，再按照这个标准做饭。或许会有点麻烦，但是从'食品交换表'上查清楚每种食材的单位重量，是最重要的一点。"

饮食疗法的实际步骤

　　理解了前面的内容后，就可以开始着手进行糖尿病的饮食疗法了。事实上，就算明白了道理，也不一定知道应该从哪里着手。因此，我们将饮食疗法实际的操作流程细化如下。

确定一日三餐的主食、主菜和零食；

↓

考虑早、午、晚餐的菜单和烹调方法；

↓

对比早、午、晚餐的菜单，在"食品交换表"上查出所选用的食品每个单位的重量；

↓

确认"营养指示单"上每个"表"的指示单位，算出菜单上每种食物应该吃多少克；

↓

用每种食物的单位数乘以这种食物每个单位的重量，计算出实际可以吃的食物重量；

↓

在指示单位的范围内，确定调料的用量；

↓

考虑蔬菜的食用方式（选择什么烹调方法？ 副菜要怎么做？）；

↓

选择汤或饮料；

↓

选择水果；

↓

完成一份菜单。

患者 B："这样看来，感觉并不是很复杂，我还是很有信心的。"

医生："正是这样。所以请大家尽量把'食品交换表'贴在厨房里方便看到的地方，或者干脆放在饭桌上。每天都用它的话，在日常生活中各种食物的单位重量，自然而然就会记住了。"

使用"食品交换表"的小窍门

营养师："另外给大家推荐一种方法：如果一直使用'食品交换表'的话，就会大致知道有哪些食物是最常吃的，只要把这些食物写出来，做成一张表格，贴在厨房里比较显眼的地方就更加简便了。"

患者 D："这样一来，就成为一张家庭专用的'食品交换表'了。"

营养师："没错，只把最常吃的食物列出来，贴在厨房里显眼的地方，也是一种不错的方法。"

为患有糖尿病的先生量身定做营养餐

患者 C："可是，饭菜都是太太在做，那我也有必要去了解这些食物的重量吗？"

医生："如果是太太做饭，实际上您并没有真正接触到这份表格。所以，身为丈夫也要多多进入厨房才好。"

患者 A："要是先生得了糖尿病，饮食疗法的重担就全部压在太太肩上了吗？"

医生："也并非全是。作为男性，在太太做菜时，自己也应该多出入厨房，多关心关心厨房里的事。总而言之，男性也要应该多多表现出自己的积极性，这样有助于控制血糖。"

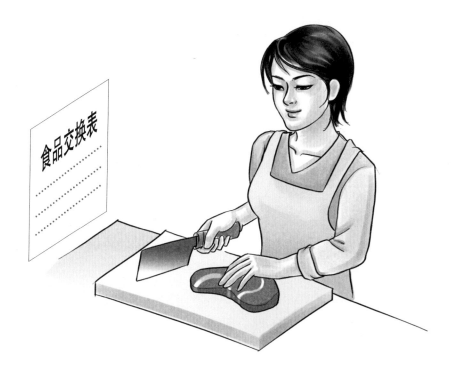

早餐的 "交换"

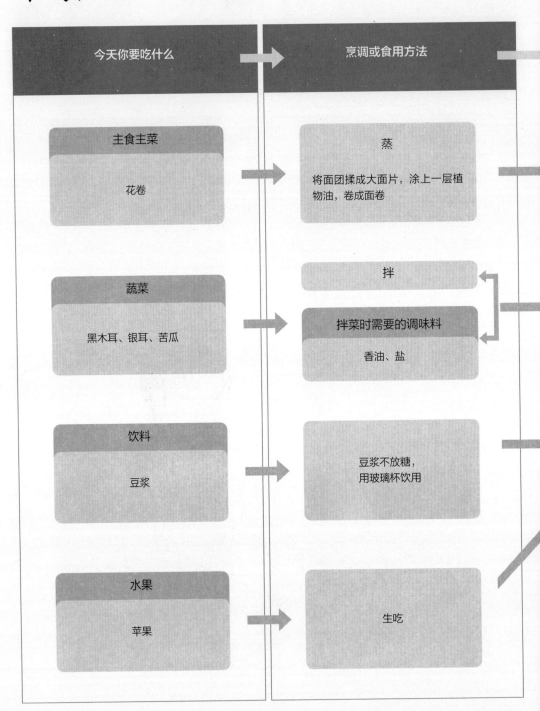

今天你要吃什么	烹调或食用方法
主食主菜 花卷	**蒸** 将面团揉成大面片，涂上一层植物油，卷成面卷
蔬菜 黑木耳、银耳、苦瓜	**拌** **拌菜时需要的调味料** 香油、盐
饮料 豆浆	豆浆不放糖，用玻璃杯饮用
水果 苹果	生吃

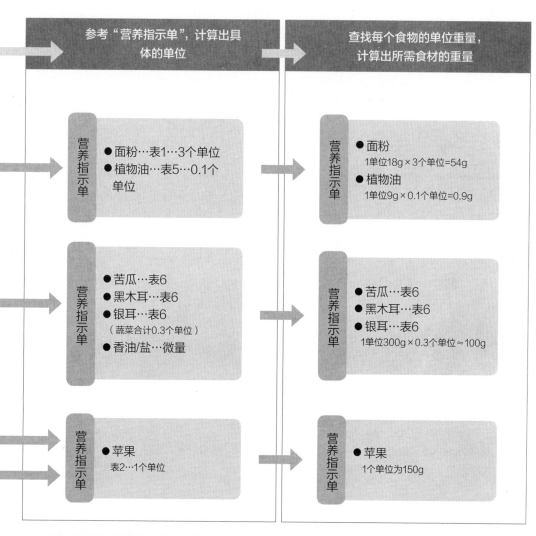

1日 18.5 个单位 1500kcal							
食品分类	表1	表2	表3	表4	表5	表6	调味料
饮食搭配	谷类、豆类、薯类等	水果	肉、鱼、贝、鸡蛋、大豆	牛奶	油脂类	蔬菜	糖、料酒等
1日单位	9.5	1	4	1.5	1	1	0.5
早餐	3		1			0.3	
午餐	3		1.5		加起来1	0.3	
晚餐	3.5		1.5			0.4	
夜宵		1		1.5			

午餐的 "交换"

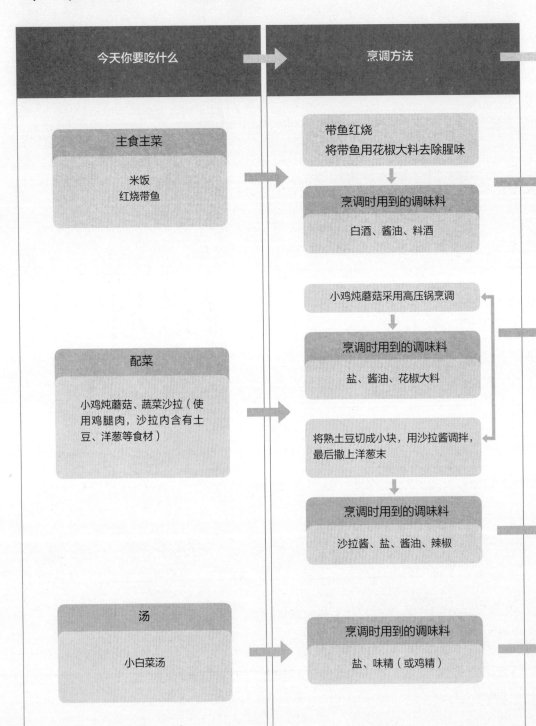

今天你要吃什么

烹调方法

主食主菜

米饭
红烧带鱼

带鱼红烧
将带鱼用花椒大料去除腥味

烹调时用到的调味料

白酒、酱油、料酒

配菜

小鸡炖蘑菇、蔬菜沙拉（使用鸡腿肉，沙拉内含有土豆、洋葱等食材）

小鸡炖蘑菇采用高压锅烹调

烹调时用到的调味料

盐、酱油、花椒大料

将熟土豆切成小块，用沙拉酱调拌，最后撒上洋葱末

烹调时用到的调味料

沙拉酱、盐、酱油、辣椒

汤

小白菜汤

烹调时用到的调味料

盐、味精（或鸡精）

参考"营养指示单"，计算出具体的单位

查找每个食物的单位重量，计算出所需食材的重量

营养指示单
- 米饭…表1…3个单位
- 带鱼…表3…1个单位
- 料酒…调味料…0.1单位
- 白酒
  （因为用量很小，不用计算热量）
- 酱油不用考虑热量

营养指示单
- 米饭
  1单位50g×3个单位=150g
- 带鱼
  1单位60g×1个单位=60g
- 料酒
  1单位35g×0.1个单位≈3g

营养指示单
- 鸡腿肉…表3…0.5个单位
- 蘑菇、胡萝卜、洋葱、生菜…表6…0.3个单位
- 菌类均不计算热量
- 胡萝卜、生菜为配菜，少量即可

营养指示单
- 鸡腿肉
  1单位40g×0.5个单位=20g
- 蘑菇、胡萝卜、洋葱、生菜
  （1单位300g×0.3个单位≈100g）
- 胡萝卜→10g
- 洋葱→20g
- 蘑菇→50g
- 生菜→10g

营养指示单
- 沙拉酱、盐、酱油、辣椒
  （调味料微量，不计算热量）

营养指示单
- 土豆…表1…1个单位
- 沙拉酱…表5…1个单位

营养指示单
- 土豆
  1单位110g×1个单位=110g
  （中等大小1个）
- 沙拉酱
  1单位10g×1个单位=10g

营养指示单
- 小白菜…表6…0.4个单位
  （此为与其他蔬菜共有的单位）
- 味精…调味料…0.2个单位
  （盐微量，不计算热量）

营养指示单
- 鸡精
  1单位10g×0.2个单位=2g

晚餐的 "交换"

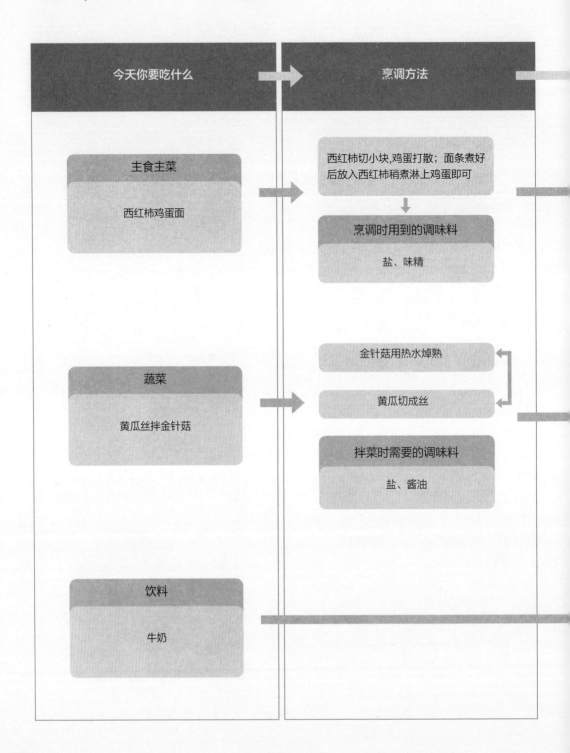

今天你要吃什么

烹调方法

主食主菜

西红柿鸡蛋面

西红柿切小块,鸡蛋打散;面条煮好后放入西红柿稍煮淋上鸡蛋即可

烹调时用到的调味料

盐、味精

蔬菜

黄瓜丝拌金针菇

金针菇用热水焯熟

黄瓜切成丝

拌菜时需要的调味料

盐、酱油

饮料

牛奶

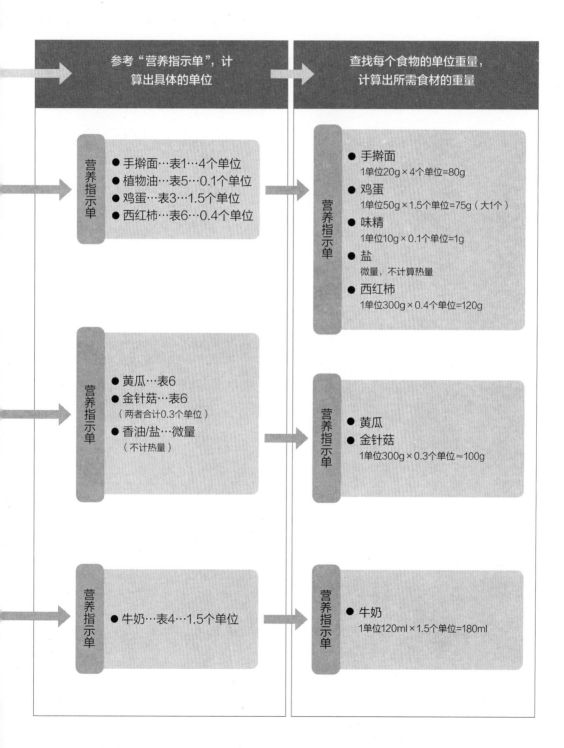

参考"营养指示单"，计算出具体的单位

营养指示单

- 手擀面…表1…4个单位
- 植物油…表5…0.1个单位
- 鸡蛋…表3…1.5个单位
- 西红柿…表6…0.4个单位

营养指示单

- 黄瓜…表6
- 金针菇…表6
  （两者合计0.3个单位）
- 香油/盐…微量
  （不计热量）

营养指示单

- 牛奶…表4…1.5个单位

查找每个食物的单位重量，计算出所需食材的重量

营养指示单

- 手擀面
  1单位20g×4个单位=80g
- 鸡蛋
  1单位50g×1.5个单位=75g（大1个）
- 味精
  1单位10g×0.1个单位=1g
- 盐
  微量，不计算热量
- 西红柿
  1单位300g×0.4个单位=120g

营养指示单

- 黄瓜
- 金针菇
  1单位300g×0.3个单位≈100g

营养指示单

- 牛奶
  1单位120ml×1.5个单位=180ml

给糖尿病患者的饮食建议（二）

　　"营养指示单"，是医生为糖尿病患者量身定做的一套饮食方案，它不仅将表1至表6中的食物进行了合理化分配，而且还引用"单位"的概念对每种食物做出了严格的划分。这样一来，不但简化了糖尿病患者一日三餐的众多顾虑，而且让每位"糖友"都能在潜意识中对"热量"一词有更多的认识。

1日 20 个单位 1600kcal							
食品分类	表1	表2	表3	表4	表5	表6	调味料
饮食搭配	谷类、豆类、薯类等	水果	肉、鱼、贝、鸡蛋、大豆	牛奶	油脂类	蔬菜	糖、料酒等
1日单位	11	1	4	1.5	1	1	0.5
早餐	3	1	1			0.3	
午餐	4		1.5		加起来1	0.3	
晚餐	4		1.5	1.5		0.4	
夜宵							

1日 21 个单位 1700kcal							
食品分类	表1	表2	表3	表4	表5	表6	调味料
饮食搭配	谷类、豆类、薯类等	水果	肉、鱼、贝、鸡蛋、大豆	牛奶	油脂类	蔬菜	糖、料酒等
1日单位	11	1	4.5	1.5	1.5	1	0.5
早餐	3		1			0.3	
午餐	4		1.5		加起来1.5	0.3	
晚餐	4		2			0.4	
夜宵		1		1.5			

1日 22.5 个单位 1800kcal							
食品分类	表1	表2	表3	表4	表5	表6	调味料
饮食搭配	谷类、豆类、薯类等	水果	肉、鱼、贝、鸡蛋、大豆	牛奶	油脂类	蔬菜	糖、料酒等
1日单位	12	1	5	1.5	1.5	1	0.5
早餐	4		1.5			0.3	
午餐	4		1.5		加起来1.5	0.3	
晚餐	4		2			0.4	
夜宵		1		1.5			

食物"交换"
面包&饺子皮

从现在起，我们来讲一讲在饮食疗法中应该注意的食物，以及在写菜单时经常想要加进去的食物。对此，我们首先回答"糖友"关于表1提出的问题。

粗粮对糖尿病患者更好吗

患者 D："我想问问粗粮是不是比精米对糖尿病患者更好一些？"

营养师："粗粮也好精米也好，它们的含糖量几乎没有差别，所包含的能量也差不多。也就是说，粗粮的单位重量与精米是一样的。但是，粗粮与精米相比，有两大特征：一是粗粮的 B 族维生素含量远高于精米；二是粗粮含有丰富的膳食纤维。我们都知道，膳食纤维对糖尿病患者很有益处。因此，在吃下同等重量食物的情况下，富含膳食纤维的粗粮确实对身体比较好。但是，从消化的角度考虑，食用粗粮也不能过量。"

面包种类相同，热量并不一样

营养师："说完了米，再来说说其他的主食吧。首先是面包，大家有什么关于面包的问题吗？"

众人："嗯……这么说起来……"

患者 A："对了对了，面包也有很多种类的吧。像是牛角面包或者黄油卷一类的，它们所含的热量是怎样的呢？"

营养师："这真是个好问题。的确，牛角面包和黄油卷一类的面包因用了大量奶油，所以能量比普通面包要高。让我们一起来看看不同种类的面包所含的不同热量吧！"

各种面包的 1 个单位重量与常用量的单位数

面包种类	单位重量	常用重量	常用量单位数
餐包	30g	1块（60g）	2 个单位
黄油卷	25g	1小块（30g）	1.2 个单位
法式面包	30g	1块（30g）	1 个单位
葡萄面包	30g	1小块（35g）	1.2 个单位
汉堡专用面包	30g	1个（60g）	2 个单位
黑麦面包	30g	1块（30g）	1 个单位
牛角面包	20g	1中块（40g）	2 个单位
奶油蛋卷	20g	1中块（40g）	2 个单位
干面包	20g	1个（20g）	1 个单位

不包含在表1内的"糕点类面包"

患者 D："经这么一讲，我确实是明白了许多。但是，像豆沙面包这类的糕点好像没有写出来，它们可以用来作交换吗？"

营养师："所谓的'糕点类面包'，与其将其当成面包，不如将其当成蛋糕来考虑比较好。因此在'食品交换表'里，它们是被归类在'爱好食品'一栏里。也就是说，它们不仅不能和表1的食品交换，而且也不能被当作主食来吃。"

糕点类面包的能量标准（单位：1）

果酱面包	330kcal
红豆面包	270kcal
巧克力蛋糕	250kcal
哈密瓜面包	340kcal
酥皮面包	320kcal
甜甜圈	190kcal
咖喱面包	320kcal
汉堡包	250kcal

外卖的饺子皮等也可以参照表1

患者 D："在家里经常吃到的东西还有饺子皮一类的，这类也算是表1里的吗？"

营养师："饺子皮和烧麦皮等的原料都是小麦，可以被当成表1中的食物来考虑。而且摄入量也有必要按照主食的标准来进行交换。根据'食品交换表'，一张饺子皮是0.2~0.3个单位，一张烧麦皮是0.1~0.2个单位。"

患者 A："店里也有卖馄饨皮、春卷皮什么的，这些也是表1里的食物吗？"

营养师："没错。"

患者 A："那它们又是多少单位呢？"

营养师："'食品交换表'里虽然没写，但根据大概的标准，一张馄饨皮是0.1~0.2个单位，一张春卷皮是0.4~0.5个单位。"

市面上卖的饺子皮所含热量（单位：1）

饺子皮	约20kcal（0.2~0.3个单位）
春卷皮	约35kcal（0.4~0.5个单位）
烧麦皮	约10kcal（0.1~0.2个单位）
馄饨皮	约12kcal（0.1~0.2个单位）

食物"交换"
水果VS鲜榨果汁

果汁不能完全代替水果。其主要原因是：果汁里基本不含水果中的纤维素，捣碎和压榨的过程中，水果中某些易氧化的维生素被破坏，而水果中某种营养成分的缺失会对机体的营养补给产生不利的影响。

果汁、水果罐头、果酱类的食用方法

营养师："关于表2中的食物，大家有没有一些不太好理解的内容呢？"

患者A："我想问一个问题，我比较喜欢喝果汁……特别是最近推出的含100%天然果汁的饮料。喝那些对身体有好处吗？相当于吃了水果吗？"

营养师："含100%天然果汁的饮料，在'食品交换表'里也被归结为'爱好食品'一类，不能代替水果。水果类果汁为了追求口感，都会加入或多或少的砂糖，所以它们都属于糖尿病患者应该尽量避免的食物。"

患者A："也就是说，对于市面上卖的那些添加了30%果汁的'果汁饮料'，糖尿病患者是坚决不能喝的了？"

营养师："对。这些饮料都添加了大量的甜味剂，和水果相差甚远。如果条件允许的话就完全不要喝。还有那些添加了50%果汁的也一样。"

患者B："但是，如果是水果罐头可以吗？它不也是用水果做的吗？"

营养师："在'食品交换表'里，水果罐头也是作为'爱好食品'出现的。因此，它不能被当作表2中的水果来吃。水果最好不要吃加工品，选应季新鲜的水果食用为佳。"

患者D："听说果酱对糖尿病患者也没有好处是吗？"

营养师："是的，因为它使用了大量的砂糖，所以基本上也属于糖尿病患者应该避免的食物。"

新鲜水果 & 水果加工品要区别对待

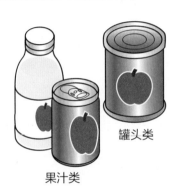 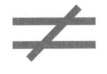 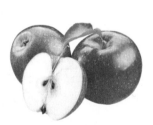

果汁类　　罐头类　　　　　　　　　水果类

食物"交换"
高盐食物如何选

表3中的食物主要以含蛋白质为主。由于这些食物鲜美的口感，它们被做成了很多形状不同、味道不同的配菜，但是这反而会威胁糖尿病患者的健康。

火腿类、水产类制品、盐腌食物的摄入量

营养师："这次让我们来看看表3中会有哪些容易被忽视的问题。"

患者C："表3里有必须注意的食物吗？"

营养师："有很多啊。首先就是火腿以及由鱼类制作而成的加工品等这类食物。大家知道为什么吗？"

患者D："肉类、鱼类的食物很多啊！我还是有点不明白。"

营养师："那么，就给大家一点提示吧。我刚才所提到的食物里，都加了多少鱼肉或咸辣的调料呢？它们的共通点是什么呢？"

患者B："啊！我知道了。它们都是含盐量很高的食物，对吧？"

营养师："完全正确。表3中的食物，大多数被做成了熟食，因此它们都含有大量的盐分。并且像火腿、香肠和水产类制品，都属于高盐食品。对于糖尿病患者来说，尽量做到不吃为好。"

患者B："盐分也会影响血糖吗？"

医生："盐分的确会影响血糖，但更重要的是，它是导致高血压的主要因素。糖尿病患者往往会有动脉硬化等心血管类的并发症，而高血压很容易加速动脉硬化，进而引发心肌梗死或中风。"

营养师："而且，这类咸辣的食物非常下饭，只要吃上一点点就能叫人胃口大开。结果，因为饮食过量，体重增加，这也是造成糖尿病患者肥胖的一大诱因。"

医生："所以说，糖尿病患者要严格预防摄入过多的盐分。"

营养师："所以喜欢吃熟食的患者，要开始严格控制自己的饮食了。"

糖尿病患者也需要警惕胆固醇

营养师："表3里还有不少需要注意的，那就是高胆固醇的食物。"

患者B："胆固醇对糖尿病患者有坏处吗？"

医生："胆固醇是脂肪的一种，是体内能量的一种主要来源。但是，如果血液中胆固醇含量过高，就会沉积在血管壁上，导致动脉硬化。患有糖尿病的人，很容易造成碳水化合物和脂肪的代谢紊乱，胆固醇和甘油三酯本来就比一般人高。要是再大量摄入高胆固醇的食物，那么就会大大增加动脉硬化的危险性。"

患者C："原来胆固醇这么可怕啊。"

医生："动脉硬化很容易导致心肌梗死、中风等致命性的疾病。患了糖尿病的人，其动脉硬化的速度比普通人要快10年，而心肌梗死、中风等疾病的发病率，也是普通人的2~4倍。所以，我们还是要从饮食上加强对疾病的管理。"

鸡蛋、肝脏、鱼子等食物要注意

患者 C：“这样啊……但是表 3 里含有胆固醇的食物有很多吗？”

营养师：“胆固醇在动物性的食物中含量都比较高，所以我们还是有必要对表 3 中的食物多加注意的。”

表3中高胆固醇的食物及其含量一览表

食物名称		常用量	
		标准量	胆固醇含量
卵类	鸡蛋	1个（50g）	210mg
	鳕鱼子	1/2条（25~40g）	88~140mg
	海胆（生）	1大匙（15g）	44mg
内脏类	鸡肝	烤鸡肝1串（30g）	111mg
	猪肝	1块（30g）	75mg
鱼贝类	鱿鱼（生）	1条（190g）	513mg
	章鱼（水煮）	1条（80g）	120mg
	对虾（生）	1只（20g）	34mg
	甜虾（生）	1只（4~8g）	5~10mg
	蛤蜊（生）	10个（30g）	12mg
	蚬（生）	10个（6g）	5mg
	牡蛎（生）	1个（30g）	15mg
	沙丁鱼（烤）	1条（8~20g）	10~24mg
	小鱼干	1条（6g）	14mg
	鳗鱼（铁板烧）	1串（80~120g）	184~276mg

患者 B："原来如此。这些食物的胆固醇含量竟然这么高！"

营养师："是呀，并且值得一提的是蛋黄，它可是含有相当高的胆固醇呢。"

高胆固醇食物容易引发糖尿病精神障碍

患者 B："也就是说，糖尿病患者最好不吃这些食物，对吗？"

医生："只要摄入量在标准范围内还是可以的。根据'营养指示单'吃些自己喜欢的东西，但前提是不宜过量。"

患者 C："谢谢，但是我还有一件事不太明白，胆固醇是不可以摄入太多的，那么在指示范围内吃些高胆固醇的食物会怎么样呢？"

医生："胆固醇对于身体而言是很重要的，并且我们的身体也会自己合成它。"

众人："是吗？！"

医生："我们一天里所补充的胆固醇，只有 1/3 是来源于食物，剩下的 2/3 都是人体自己合成的。况且我们体内的肝脏正是调节胆固醇的器官。也就是说，如果是一个本身胆固醇合成能力较弱的人，那么适量多吃些高胆固醇

的食物，血液中的胆固醇含量高一些，也不用过多担心。"

患者 D："刚才您说蛋黄有很高的胆固醇，那我们以后还能吃鸡蛋吗？"

医生："鸡蛋中含有优质的蛋白质、卵磷脂、铁、维生素 A 等多种营养物质，所以每天吃 1 个鸡蛋是没有问题的。"

高脂肪食物要谨慎

营养师："表 3 中另外一个必须注意的，就是动物性脂肪含量高的食物。"

患者 B："'高动物性脂肪'，就像黄油、猪油、五花肉和培根（熏肉）一类的吧。但是这些食物不是被分在表 5 里面了吗？"

营养师："确实如此。但是表 3 和表 5 的食物不一样，相比脂肪而言，表 3 列举出的是实质性的'动物性脂肪'食物。"

患者 B："这样的食物，怎么吃才正确？"

营养师："为了控制脂肪的摄入量，防止胆固醇过高，还是控制食用这类食物比较好。但是，如果胆固醇数值属于正常，那么在指示单位之内吃上一些，也是没问题的。"

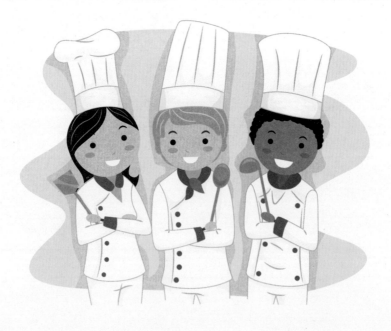

食物"交换"
牛奶的"衍生物"

牛奶营养丰富、容易消化吸收，被誉为最接近完美的食品。它的营养成分很高，矿物质种类也非常丰富，除了我们所熟知的钙之外，还含有丰富的锌、铁、磷、铜等营养物质。

咖啡牛奶应该这么喝

营养师："来看看表 4 吧。这一组食物里，最先关注的要点是……"

患者 C："牛奶也是高胆固醇食品，是这样吗？"

营养师："并不完全是这样，如果是普通牛奶，100ml 中只有 12mg 的胆固醇，喝上 1.5 个单位也不要紧。"

患者 A："那么，咖啡牛奶、水果牛奶也包含在表 4 里吗？"

营养师："这些可都没有，这也不是表 4 里的食物。"

患者 A："是吗？那它们是什么呢？"

营养师："在'食品交换表'里，它们都属于'爱好食品'。"

患者 A："我们糖尿病患者可以喝吗？"

营养师："我们的建议是糖尿病患者最好不喝！因为它们不光添加了很多甜味剂，而且在营养成分上也和普通牛奶不同。如果想喝，就把黑咖啡加到牛奶里，做成一杯不放糖的咖啡牛奶。"

患者 B："原来如此，那我就自己动手来做吧。"

患者 D："那些很甜的，像是全脂炼乳一类的也不在表 4 里吗？"

营养师："不在，全脂炼乳和加糖炼乳都不在'食品交换表'里，而是属于'爱好食品'。也就是说，这些都是糖尿病患者需要严格控制的食物。"

牛奶不能过量饮用

患者 A："前面讲到，每天饮用牛奶的量是一杯（180ml），但牛奶里有那么多水，多喝点儿不行吗？"

营养师："牛奶中 90% 是水分。所以，如果拿它来代替水，比如每天喝掉一盒 1L 装的牛奶，就会摄取大约 8 个单位（约 700kcal）的热量。这对糖尿病患者是十分不利的。"

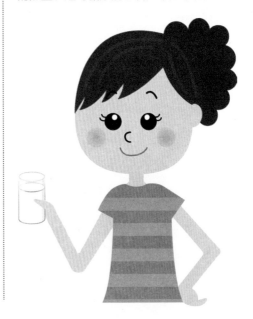

食物 "交换"
砂糖摄入要谨慎

砂糖包括红糖和白糖两种。红糖是由甘蔗汁加工提炼而来；而白砂糖是精炼过的食糖，颗粒较大，是一种最常见的调味品和调味剂。

砂糖不能在表1中作交换

营养师："必须注意的调料，首先就是砂糖，我们在日常生活中必须严格注意不能摄入过量。在'营养指示单'上，砂糖每天只能摄入 0.2 个单位，也就是 4g。但是，有的人会问了，砂糖不能和表1中的主食，比如米饭、面包一类的交换吗？砂糖吃下去之后，会和米饭、面包一样在身体里形成葡萄糖啊？"

医生："砂糖当然不能和表1中的食物作交换。因为米饭、面包中所含的碳水化合物是淀粉，在体内是缓缓地、一步一步被吸收的。但砂糖的吸收速度很快，会令血糖急速上升。而且另一个原因是，米饭和面包中除了淀粉以外，还有许多不同种类的营养成分，而砂糖里 98% 都是可以被快速吸收的各类碳水化合物，基本上不含有其他的营养成分。所以，砂糖除了调味之外，其他时候都不要吃。"

蜂蜜尽量不要碰

患者 D："砂糖不行，那蜂蜜可以吗？"

医生："这是糖尿病患者经常会问的问题，答案是不行。蜂蜜中含有少量的氨基酸和有机酸，并且有大量葡萄糖和果糖。这两者都是能够迅速被人体吸收的碳水化合物。葡萄糖能让血糖迅速上升，果糖很容易变成体内的甘油三酯。因此，蜂蜜和砂糖一样，需要严格控制。"

把控糖作为自己的生活习惯

患者 D："道理是这样，但每天只吃一小勺砂糖，也太辛苦了吧！"

营养师："之前应该说过，如果只是做饭的话，这个量就够了。"

医生："就是说，如果习惯了控制砂糖摄入量，就不会因为缺少甜味而觉得不好吃。"

营养师："无论如何都想吃甜食的话，可以使用代糖。比如'木糖醇''山梨醇'都是很好的替代品。"

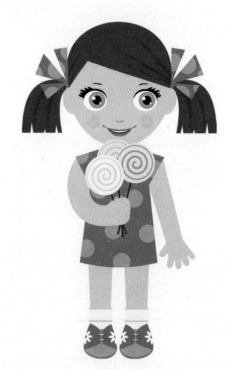

食物 "交换"
饮料&甜点

　　碳酸类饮料，比如可乐、雪碧、汽水等多含有小苏打，它们不仅会中和胃液，还容易产生胀气。它们含有的糖分易腐蚀牙齿，还会引起龋齿，导致糖尿病的发病。特别是可乐，因为其含有的咖啡因有兴奋作用，所以会干扰我们的记忆力。

甜点不能代替任何食物

　　营养师："有的患者提出'能不能吃蛋糕之类的点心'这个问题，糖尿病患者并不是不能吃甜的东西，但还是要秉着少吃的原则。而且，在指示单里，也没有列出蛋糕之类的零食。"

　　患者 A："嗯。但是，并不是所有的都不能吃吧？"

　　医生："原则上确实是不能吃，因为要尽可能控制血糖的升高。"

　　营养师："比如说蛋糕店里卖的切片蛋糕，一块就大约含有 25g 的砂糖，是每天使用的调料的 6 倍以上。因此，只要吃下一块，血糖就会急速上升。"

　　患者 A："那如果和主食作交换可以吗？我是真的特别喜欢吃这些！"

　　营养师："蛋糕作为高热量和高糖分的食物，我们还是不要吃的为好。市面上卖的点心都加入了大量的砂糖。无论如何都想吃的话，应该在家里自己动手做，并且一定要控制糖的含量。"

甜食中的砂糖含量

食品名	单位	砂糖含量
小汤圆	1碗	40g
红豆包	1个	16g
奶油馒头	1个	18g
糯米饼	1个	15g
牛奶果冻	1个	20g
冰激凌	1盒	14g
奶油布丁	1个	25g
奶油泡芙	1个	10g
甜甜圈	1个	8g
切片蛋糕	1块	25g
巧克力蛋糕	2块	40g
焦糖	4颗	10g

饮料万万不可碰

患者 B："这么说来，那市面上卖的饮料，应该也要控制吧！"

医生："果汁、运动饮料这类饮品以及苏打水、可乐等碳酸饮料中，每一瓶/罐就会使用 20~30g 的砂糖。喝这些东西，当然会令血糖急速上升，以致病情恶化。而对于糖尿病患者来说，血糖升高，就会感到口渴，口渴就会喝得更多！如此反复，就会陷入一个恶性循环。所以，我们尽量不要喝这些东西。口渴的话可以喝水或者喝茶，要么就在指示热量的范围内喝牛奶。"

医生："像下图所示的饮料，我们在平时购物的时候可一定要注意了！"

患者 A："关于果汁饮料这个问题，我是明白了。如果想喝的话，一定要选用新鲜的水果在家里榨取，对吧？"

营养师："嗯，是的。但是在榨取过程中，会破坏水果中的某些维生素，如果可以，还是吃一些天然的水果。"

患者 A："关于这一点，您就放心吧。"

患者 B："不过，我有个问题，刚才您说喝茶来代替喝饮料，指的是市面上那些茶类饮料吗？"

医生："这个问题相当好，相信大家在外出购物的时候，一定会注意到现在出现了很多茶类饮品。它们虽说是选取天然茶叶为原材料，但是为了追求口感，在制作过程中还是加入了砂糖。对于糖尿病患者而言，还是要对这一类的饮料采取置之不理的态度。"

营养师："正是这样！我们所说的绿茶也好，茉莉花茶也好，都是要选取天然的茶叶自己泡出来的。"

患者 B："哦，是这样啊！看来我们在平时更要多加注意了！"

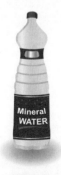
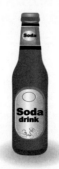
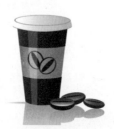
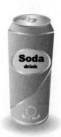
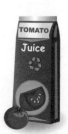

营养饮料	运动饮料	咖啡（加糖）	碳酸饮料	果汁饮料
120ml	350ml	250ml	350ml	250ml

★ 必须注意的是：运动饮料和营养饮料中也含有大量糖分。

食物 "交换"
黑咖啡效果好

黑咖啡历来被称为 "健康饮品"，它对人体健康所起的作用主要有提神醒脑、开胃消食、护肝解酒等。100% 的纯咖啡即黑咖啡，热量为 0，它不仅可以起到减肥塑身的效果，而且能帮助消化，分解脂肪。

心脏功能不好的人要远离咖啡

医生："说完了饮料，下面我们再来看一看其他的饮品吧。大家对这个问题有什么想问的吗？"

患者 C："咖啡、红茶、绿茶之类的可以喝吗？"

医生："单独喝咖啡、红茶、绿茶的话，几乎不含热量。但是，咖啡所含的咖啡因对心脏有刺激作用。因此，心脏不好的人最好不要喝。但是，没有心脏疾病的人可以选择黑咖啡、绿茶或是乌龙茶。"

无糖饮料最适用

医生："咖啡和红茶的问题在于其中添加的砂糖。像我之前所说的，糖尿病患者每天最多只能吃 4g 砂糖。一小勺糖就有 4g，2 杯咖啡的话就超过了每天的定量。所以，我们必须养成喝咖啡和红茶时不加糖的习惯。如此，即使不甜也不会觉得难喝，也就能更好地体会到它们美妙的滋味了！"

患者 A："既然是这样，我还是要每天克制自己啊！那如果是可可饮料可以喝吗？"

营养师："可可本身是高热量食物，如果不加糖的话会很难喝。只要注意热量，而且不介意无糖的话，喝之也无妨。"

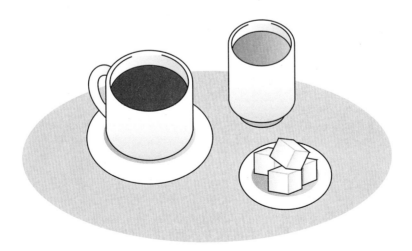

★ 必须注意的是：糖尿病患者喝咖啡时最好不要加糖。

食物 "交换"
拒绝酒精是原则

饮酒会让血糖的控制变得困难，也就是让糖尿病恶化。实际上，经常喝酒的人，没有一个能成功控制糖尿病的。所以，不喝酒是最好的。特别是每天都想喝、一喝就停不下来的人更要戒酒。

不要碰酒是原则

医生："那么，我们接下来讨论一下一直没有提到的酒的问题吧。"

患者 C："喝酒应该没事吧？"

医生："喝酒对糖尿病患者基本上没有好处，所以还是尽量不要碰为好。"

患者 B："但是，如果啤酒对身体不太好，那不含糖分的威士忌应该没关系吧？"

医生："完全不是。大家觉得没有关系，但其实这是一种错误的想法。问题并不在于酒的种类，而是酒精对糖尿病的影响。"

糖尿病患者不能用喝酒代替吃饭

患者 C："如果不到喝醉的程度也是不行的吗？"

医生："即使没喝醉，但酒本身也会令糖尿病病情恶化。"

患者 C："原来是这样啊，可是喝酒是我唯一的乐趣啊！"

医生："我能明白你的心情。但是喝酒对糖尿病患者是有百害而无一利的，它是让血糖难以控制的元凶之一。"

患者 C："这又是为什么呢？"

医生："请看右侧表。上面列举了不能喝酒的原因。"

患者 C："嗯……有 7 个呢。"

医生："让我们一个一个来解释吧。首先是第 1 点，酒里只含有酒精这一热量之源，只要喝了，就会超出每天的指示热量。如果这样的话，超过的部分只能用不吃其他的食物，比如说主食来交换。这样是不行的。"

营养师："米饭是以碳水化合物为基础，含有蛋白质和多种营养成分，与之相对的是，酒中几乎不含营养成分。如果为了喝酒而不吃饭的话，就会破坏营养均衡。如果营养均衡遭到破坏，就很难控制血糖了。"

不能喝酒的原因

1. 酒里几乎不含酒精以外的营养成分
2. 酒精会影响胰液的分泌
3. 喝酒会令血液中产生大量甘油三酯
4. 喝酒会损伤肝脏和胰脏
5. 酒会增进食欲，容易造成饮食过量
6. 喝酒时会不自觉地吃下很多高热量食物
7. 喝醉之后人会变得没有自制力，控制不住酒量

患者 C："真不能用喝酒代替吃饭啊。"

医生："很遗憾，确实不能。要是用喝酒代替吃饭的话，就会造成营养失调。也不光是主食，别的食物也不能用喝酒来代替。"

酒精对糖尿病患者极其不利

患者 B："第 2 点是怎样的情况呢？"

医生："酒精容易伤害脾脏，从而影响胰液的分泌。更有甚者，酒精的代谢物也会令血糖增高。"

患者 B："哦，竟然是这样啊！"

医生："这样的情况会对身体造成很坏的影响，对糖尿病患者本身的健康也不利。"

患者 B："哦，原来是这样。"

医生："关于第 3 点，可能会有点难以理解。让我们仔细说明一下吧！喝酒之后，酒精会在肝脏内进行分解。在这个过程中，肝脏会积累合成大量的甘油三酯的原料。其结果就是，大量的甘油三酯在体内产生，这就导致血液中脂肪含量也增加。血脂升高的话，就容易引起动脉硬化。"

患者 B："原来动脉硬化不只是和胆固醇有关，跟甘油三酯也有关系呢。"

医生："是的。糖尿病患者因为血液里含有过量的葡萄糖，本身就容易引起动脉硬化，胆固醇自不必说，如果甘油三酯也变多的话，这种危险性就会成倍增加。"

患者 B："为了避免这样的情况，就应该尽量控制喝酒呢。"

医生："正是这样。"

各种酒类的热量

酒精饮料的种类	酒精含量	常用量中的热量和碳水化合物含量		
		常用量	热量	碳水化合物含量
日本酒	15.4%	1 瓶（约 180ml）	185kcal	6.5g
啤酒	4.6%	1 大杯（约 640ml）	255kcal	19.8g
白酒	11.4%	1 杯（约 110ml）	80kcal	2.2g
威士忌	40%	1 杯（约 30ml）	69kcal	0

喝酒还可能引发脂肪肝和慢性胰腺炎

患者C："对于糖尿病患者而言，饮酒真是会引起各种各样的问题。"

医生："看来你们已经逐渐理解了呢。接下来是第4点。具体来说，饮酒过度会引起脂肪肝，或者是慢性胰腺炎。脂肪肝是指甘油三酯在肝脏中过度积累所导致的疾病。慢性胰腺炎就是指胰脏出现了炎症，这会影响胰液的分泌，从而使糖尿病恶化。"

患者D："您说的我明白了，酒精确实对糖尿病会有各种各样的坏影响。"

医生："酒对糖尿病的危害，不仅仅是酒精的问题。在实际生活中，喝酒还对糖尿病的治疗有着多种妨碍。接着是第5点，酒对食欲有促进作用，会对饮食疗法造成很大障碍，难以控制血糖，病情会因此恶化。那么第6点大家有没有考虑过呢？"

患者B："以前倒没有，不过现在想想，配着酒吃的那些下酒菜，比如花生、香肠、炸鸡块等，都是高热量的食物呢。"

患者C："在饭馆里，不光有'蒜泥白肉'这种凉菜，而且像铁板烧、砂锅、炒菜等都是高热量、高胆固醇的食物呢。"

医生："也就是说，从这些下酒菜里摄取了过多的热量，就更加难以控制血糖了。那么，这就和第7点也联系上了。一般来说，喝酒都会喝很长时间，在这段时间里，由于食欲的增加，会不断地吃东西。这样的话，不管一天的指示热量是多少，都一定会远远超出。好不容易辛辛苦苦坚持下来的饮食疗法就会瞬间崩溃！"

患者C："原来是这么回事啊！"

餐桌上的下酒菜

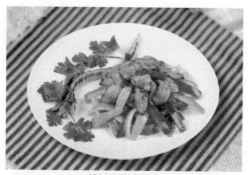
缤纷孜然猪爽肉

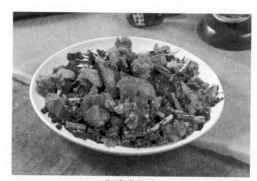
红麻童子鸡

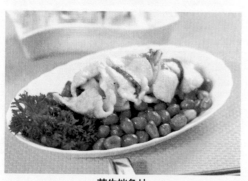
花生拌鱼片

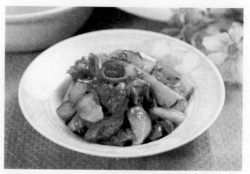
黄瓜烧鹅肉

饮酒有条件

患者C："像您刚才说的，那我们糖尿病患者是不是以后就再也不能碰酒了？"

医生："实际上符合一定条件的患者可以允许喝酒，就是下方表格里所说的那些条件。满足这9大条件，并且在医生的允许之下可以喝一些。尽管如此，也要根据下表所写，限制酒量，而且必须严格遵守。"

允许喝酒的情况下，应当遵守的酒量与饮酒方式

❶ 每天的限量是2个单位。

❷ 不能每天都喝，一周最多2~3次。

❸ 不要一口气喝完，要尽量延长时间。

可以饮酒的 9 大条件

❶ 血糖控制良好
通过饮食或运动疗法，长时间将血糖控制在健康范围之内

❷ 没有进行糖尿病的药物疗法
没有注射胰岛素或服用降糖药物

❸ 没有任何糖尿病并发症

❹ 没有肥胖现象
体重维持在标准范围内

❺ 没有肝脏疾病

❻ 没有胰脏疾病

❼ 没有心肌梗死、脑血栓、动脉硬化等疾病

❽ 胆固醇含量正常

❾ 没有酒精依赖症
能够遵守定量饮酒的规定

注：可以喝酒的糖尿病患者必须全部满足以上9个条件，并且得到主治医生的许可，方可饮酒。

食品交换表

食品交换表，是一个无须计算食物的热量，谁都可以轻松掌握的便利方法。每一张表中的食物都是以 80kcal 为 1 个单位，并在此基础上，计算出相应食物的重量。

糖尿病患者可以将同一表内的食物进行互换，例如"55g 的米饭"和"35g 的年糕"，"20g 的五花肉"和"40g 的牛腩肉"作交换等。

表一：含有丰富碳水化合物的食品

米饭 55g	通心面20g	年糕35g	粥110g
面条（水煮）80g	烙饼30g	挂面20g	面包片30g
黄油卷20g	牛角面包25g	法式面包20g	葡萄面包30g
奶油蛋卷30g	干面包25g	馒头35g	花卷40g

意大利面50g	荞麦面20g	土豆100g	芋头130g
粉丝20g	红薯25g	红小豆25g	绿豆21g
蚕豆22g	豌豆22g	扁豆22g	慈姑90g
莲藕70g	百合（鲜）30g	南瓜 90g	小麦粉20g
玉米粉20g	土豆粉20g	饺子皮20g	馄饨皮20g

表二：含有丰富碳水化合物的水果

橘子1个（大）	橙子1个（大）	苹果1/2个（大）	香蕉1根（中）
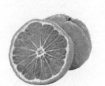	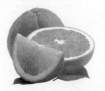	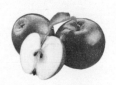	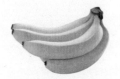
柿子1个（中）	桃子1个（大）	猕猴桃2个（小）	蜜柑1个（中）
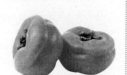	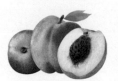	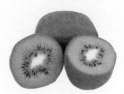	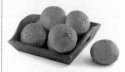
梨1/2个（大）	柑橘200g	菠萝150g	枇杷200g
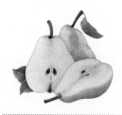	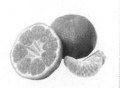	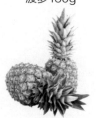	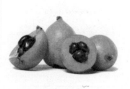
葡萄150g	哈密瓜200g	樱桃150g	西瓜200g
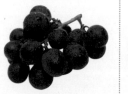	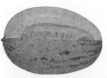	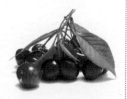	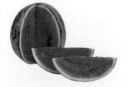
木瓜 200g	葡萄柚200g	草莓 250g	大枣100g
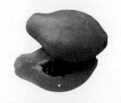	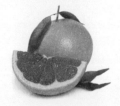	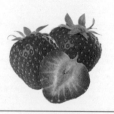	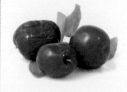

表三：含有丰富蛋白质的食物

大豆20g	豆浆500g	北豆腐100g 1/3块	黑豆20g
毛豆30g	鸡翅30g	鸡肝65g	鸡腿肉30g
鸡胸肉60g	猪肝60g	五花肉20g	猪里脊肉50g
猪肉馅40g	猪腿肉40g	牛里脊30g	牛 肉40g
午餐肉30g	鸡蛋（红皮）50g	松花蛋45g	咸鸭蛋40g

鹌鹑蛋45g

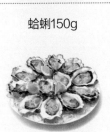

虾80g 6只

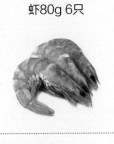

带鱼50g

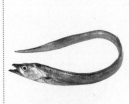

鱿鱼100g 1/2个

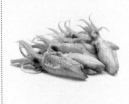

蛤蜊150g

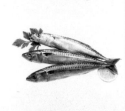

牡蛎100g

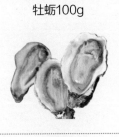

螃蟹50g

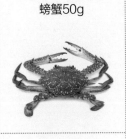

火腿25g

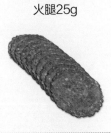

沙丁鱼60g

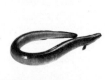

鳗鱼40g

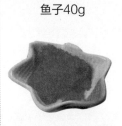

鱼子40g

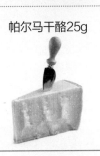

帕尔马干酪25g

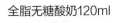

表四：含有丰富蛋白质的奶制品

脱脂奶粉20g

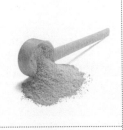

豆奶粉20g

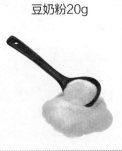

普通酸奶120ml

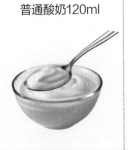

全脂无糖酸奶120ml

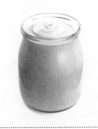

低脂牛奶160ml

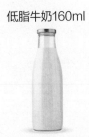

脱脂牛奶240ml

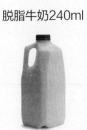

普通牛奶120ml

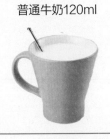

鲜牛奶150ml

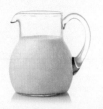

表五：含有丰富脂肪的食物

植物油9g	胡麻油9g	辣椒油9g	花生油9g
沙拉酱 10g	花生酱10g	芝麻酱12g	杏仁 13g
核桃 10g	芝麻10g	花生13g	牛油果50g
香肠15g	奶油9g	奶酪9g	腊肠15g
黄油9g	千岛酱9g	熏肉20g	培根45g

表六：含有丰富维生素、矿物质的蔬菜

白萝卜300g	西蓝花220g	胡萝卜170g	黄豆芽400g
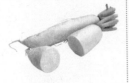	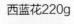	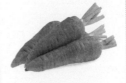	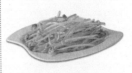

荷兰豆240g	生菜 300g	莴笋 330g	菜花 252g
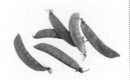	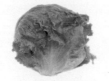	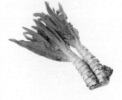	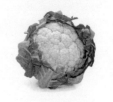

小白菜 400g	菠菜 250g	油菜 300g	芹菜 300g
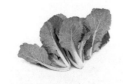	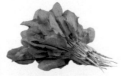	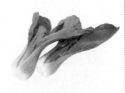	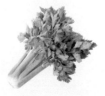

调味料：做菜时需要计算热量的调味品

蜂蜜13g	番茄酱60g	咖喱酱15g	味精30g
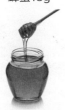	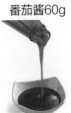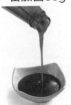	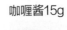	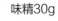

醋250ml	酱油100ml	胡椒粉200g	生姜25g
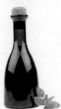	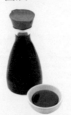	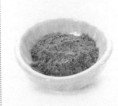	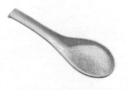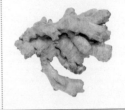

白砂糖20g	料酒18ml	芥末16g	糖蒜50g
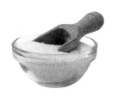	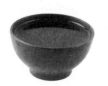	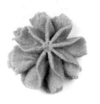	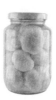

爱好食品：糖尿病患者在日常生活中尽量避免的食物

果粒酸奶	巧克力牛奶	咖啡牛奶	炼乳
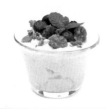	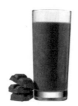	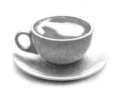	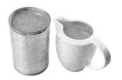
巧克力蛋糕	蜜瓜面包	酥皮点心	汉堡包
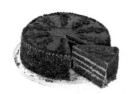	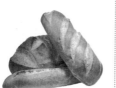	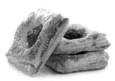	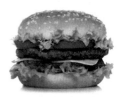
果酱面包	红豆面包	运动饮料	碳酸饮料
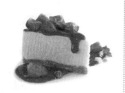	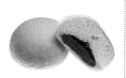	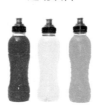	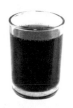
巧克力花生糖	巧克力糖	橡皮糖	水果罐头
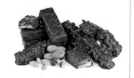	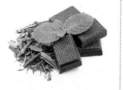	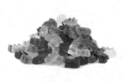	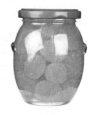

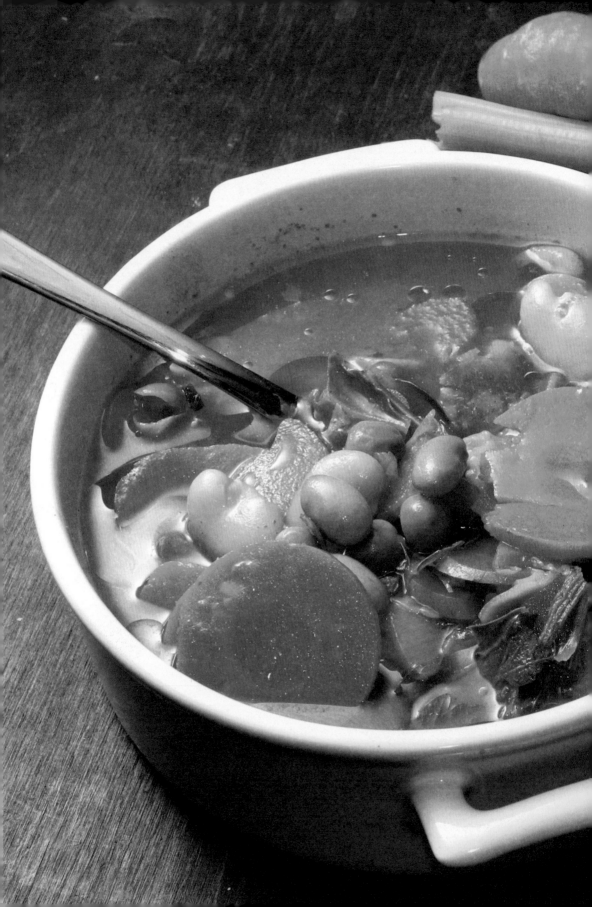

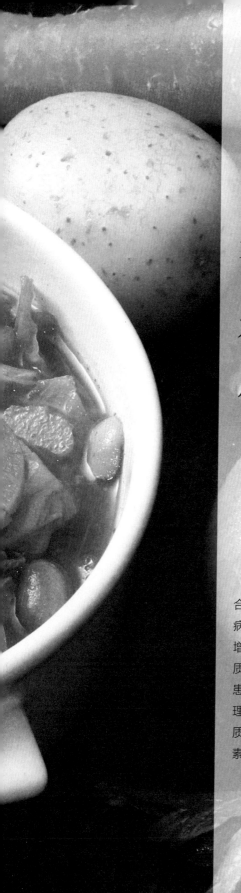

第五章

糖尿病患者的饮食处方

对糖尿病患者而言，饮食治疗是基础，我们不仅要在合理饮食的基础上制订每日三餐的食谱，更要考虑到糖尿病患者的营养状况，要从每一位患者的自身情况出发，从增强患者对疾病的抵抗能力出发，保证每日必需的营养物质。在降糖的同时，提供每日所需的必要营养素。糖尿病患者的饮食疗法包括每种食物的热量和各种营养物质的合理分配。因为每位患者的食谱各不相同，所以对于营养物质的摄入也是不一样的。因此我们要根据每种食物的营养素含量来运用"食品交换表"。

蛋白质
构成生命的物质基础

蛋白质是人体重要的能源。它是生物细胞最重要的组成物质，是一切生命活动的物质基础，对生命有机体来说是不可或缺的。蛋白质大约占人体体重的 16.3%，仅次于水在人体内的含量。

本节名词

❶ 氨基酸

氨基酸是蛋白质的结构单位，自然界的氨基酸总共有300余种。

❷ 核糖体

核糖体是生物体的细胞器，蛋白质合成的场所，形状为椭球形的粒状小体。

20种氨基酸构成10万种蛋白质

所谓蛋白质，就是指由多种氨基酸 ❶ 结合而成的高分子化合物。它的主要特性是含碳、氢、氧、氮、硫。因氨基酸的种类、数量、排列顺序的不同，蛋白质的形状、性质、功能也相差甚远。人体内有 10 万种蛋白质，但它仅仅是由 20 种氨基酸合成的。

人体的主要成分，参与各种酶、激素的形成

蛋白质是构成肌肉、脏器等器官最重要的成分，也是构成酶、激素、免疫抗体的原材料。特别是核糖体 ❷，它担任着输送人体营养物质的工作。

蛋白质过量——造成肾脏负担

与糖、脂质一样，蛋白质无法在人体内储存，多余的蛋白质经尿液排出体外。因此，摄取过量会加大肾脏的负担，损害肾脏的功能，使尿液中钙的排泄量增加，引起骨质疏松。

蛋白质不足——引发免疫力低下，严重影响生长发育

如果体内蛋白质缺乏，不仅会降低体力和免疫力，而且血管很容易变脆弱，患脑卒中的风险就会加大。儿童缺乏蛋白质会影响其生长发育。

蛋白质的形成需要坚固的结合力

1 个氨基酸中 1 分子的氨基，与另 1 个氨基酸中 1 分子的羧基发生脱水反应后生成的物质称为"肽链"。

蛋白质是由多个氨基酸在肽链中按一定顺序排列而成的。肽链非常坚固，难以破坏。因此，要把蛋白质完全分解为氨基酸，必须将其溶化于盐水中加压煮 1~2 天。但是，我们肠胃中的消化酶却可以轻易地将它切断。

蛋白质简介

构造	多个氨基酸在肽链中排列而成的高分子化合物及其相关物
生理作用	肌肉、脏器等的构成成分，酶、抗体、激素的原材料
供给源	肉、鱼类、大豆、鸡蛋、牛奶等
摄取过量	肾功能障碍
摄取不足	体力、免疫力下降，影响生长发育，易患脑卒中
每日摄取标准	成年男性 60g；成年女性 50g

蛋白质的变性

在热、碱、酸、重金属盐、紫外线等的作用下，蛋白质的立体结构被破坏，它的这种变化叫作变性。生鸡蛋经煮后变成熟鸡蛋，就是遇热发生变性的一个例子。

蛋白质的日摄取标准

年龄	推荐量（g）（*为适宜量）	
	男	女
0~5 月	*10	*10
6~8 月	*15	*15
8~11 月	*25	*25
1~2 岁	20	20
3~5 岁	25	25
6~7 岁	30	30
8~9 岁	40	40
10~11 岁	45	45
12~14 岁	60	55
15~17 岁	60	55
18~29 岁	60	50
30~49 岁	60	50
50~69 岁	60	50
70 岁以上	60	50

蛋白质的种类

分类	种类	名称及所在位置	性质
简单蛋白质	白蛋白	卵白蛋白（蛋白）乳白蛋白（牛奶）人血白蛋白（血液）	易溶于水，遇热凝固
	球蛋白	肌浆球蛋白（肌肉）球蛋白（蛋黄、血清）大豆球蛋白（大豆）	不溶于水，遇热凝固易溶于稀的盐类溶液中
	谷蛋白	谷蛋白（小麦）米谷蛋白（米）	不溶于水，易溶于稀酸、稀碱中
	醇溶谷蛋白	麦醇溶蛋白（小麦）玉米醇溶蛋白（玉米）	不溶于水，易溶于乙醇，小麦的麸质由谷蛋白和麦醇溶蛋白组成
	硬蛋白	胶原蛋白（软骨、皮）弹性蛋白（腱）角蛋白（毛发、指甲）	胶原蛋白经水煮后变为可溶于水的明胶
复合蛋白质	糖蛋白	卵类黏蛋白（蛋白）黏蛋白（唾液）	蛋白质与糖结合的产物
	磷蛋白	酪阮（牛奶）卵黄磷蛋白（蛋黄）	蛋白质与磷酸结合的产物
	色蛋白	血红蛋白（血液）肌红蛋白（肌肉）	蛋白质与色素结合的产物
	核蛋白	卵黄脂磷蛋白（蛋白）脂蛋白（血清）	蛋白质与类脂质结合的产物
	金属蛋白	铁蛋白（肝脏）血蓝蛋白（无脊椎动物的血液）	蛋白质与金属结合的产物，大多有酶的作用（金属酶）
其他	诱导蛋白质	明胶	将蛋白质经过化学处理后得到的产物

注：女性怀孕初期 +0，中期 +5，末期 +25，哺乳期 +20。

叶酸
降低脑卒中发病率

B族维生素的复合体之一，如其名称所示，多含于绿色蔬菜中，又称为"造血的维生素"。因为是从菠菜叶中提纯的，故命名为叶酸。叶酸对孕妇极为重要，人体一旦缺乏，就会引起巨幼红细胞性贫血。

本节名词

❶ 核酸
　　由许多核苷酸聚合成的生物大分子化合物，是生命的最基本物质之一。

❷ 恶性贫血
　　恶性贫血又称巨幼红细胞贫血，在我国比较少见。

胎儿正常发育必不可少的维生素

叶酸在合成蛋白质和必要的核酸❶（DNA和RNA）的过程中担负着重要的角色。它是一种对胎儿体内的细胞繁殖、正常发育起促进作用的非常重要的维生素。孕妇摄取充足的叶酸，可以预防胎儿神经管发育缺陷等先天性畸形。在英美国家，医生大多建议准备受孕的女性在怀孕前一个月开始每天服用400μg（0.4mg）的叶酸，而在怀孕期间更应该将它的摄取量增倍。

红细胞的生成和新生细胞的必需元素

叶酸过剩——导致胎儿发育迟缓

虽然尚未明确叶酸摄入过量引起的症状，但是，如果摄取过量的叶酸，会阻碍锌的吸收，并且服用大剂量叶酸可能会导致胎儿发育缓慢。

叶酸不足——诱发恶性贫血和动脉硬化

一般的饮食引起叶酸缺乏的情况是很少见的。但是，腹泻或服用某种药剂时有可能导致叶酸缺乏。人体一旦缺乏叶酸，会引发口腔炎症、身体疲劳、肌肉无力等症状。严重时还会导致造血功能异常，引发恶性贫血❷。

而且，叶酸缺乏还会使同型半胱氨酸（氨基酸的一种）在血液中的浓度持续上升，从而引发动脉硬化症。

准备受孕的女性应充分补充叶酸

为了降低胎儿先天畸形的概率，女性不仅在怀孕期间应补充叶酸，在怀孕前一个月就应该开始每日摄取0.4mg（400μg）的叶酸。但是随着高龄产妇的增加，那些上了年纪的准妈妈们却不太在意对叶酸的摄取，因此我们必须提高认识，尽量多吃一些含有叶酸的食品，保持体内的营养平衡。

叶酸简介

化学名	蝶酰谷氨酸
生理作用	参与氨基酸、核酸的化学反应
摄取过量	胎儿发育缓慢
摄取不足	恶性贫血，口腔炎，皮肤异常
每日摄取标准	成人 240μg，最高摄取量 1300~1400μg

叶酸的日摄取标准

年龄	推荐量（μg）		最大摄取量
	男	女	
0~5月	40	40	—
6~11月	60	65	—
1~2岁	100	100	300
3~5岁	110	110	400
6~7岁	140	140	600
8~9岁	160	160	700
10~11岁	190	190	900
12~14岁	240	240	1200
15~17岁	240	240	1300
18~29岁	240	240	1300
30~49岁	240	240	1400
50~69岁	240	240	1400
70岁以上	240	240	1300

注：孕妇+240，哺乳期+100；
叶酸多富含于绿色蔬菜、动物肝脏、肉类、坚果、豆类等中。

有效的摄取方法

绿色蔬菜含有丰富的叶酸

由于天然的叶酸极不稳定，易受阳光、热的影响而发生氧化，因此，如果新鲜的蔬菜在阳光照射处放置3天，那么其中70%的叶酸就会被分解。在购买蔬菜后，应将其马上放入冰箱中保存，尽快食用。

叶酸能够溶于水。在烹制时，有95%的叶酸可溶于水，因此，建议多食用含有绿色蔬菜的汤。

富含叶酸的食物

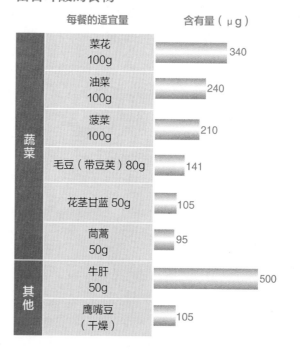

	每餐的适宜量	含有量（μg）
蔬菜	菜花 100g	340
	油菜 100g	240
	菠菜 100g	210
	毛豆（带豆荚）80g	141
	花茎甘蓝 50g	105
	茼蒿 50g	95
其他	牛肝 50g	500
	鹰嘴豆（干燥）	105

钙

骨代谢的起点与终点

钙是构成骨骼和牙齿的基础，具有促进肌肉和神经功能发挥的作用。钙在人体所占的比例是体重的 2% 左右。而这其中的 1% 以游离的或结合的离子状态存在于软组织、细胞外液及血液中。

本节名词

❶ 骨质疏松症
　　Osteoporosis，它是一种系统性骨病，中老年人易患此病。

❷ 神经过敏
　　神经系统的感觉机能异常敏锐，主要症状为神经衰弱。

❸ 草酸
　　草酸即乙二酸，人体中维生素 C 的一种代谢物。

促进细胞、肌肉、神经功能的发挥

存在于人体内 1% 的钙分布在血液、肌肉和所有的细胞中。它不仅可以使血液凝固，抑制神经的兴奋，还可利用细胞内外钙浓度的差异来调节细胞的机能，促进钠的排泄，防止血压上升。

构成骨骼和牙齿的基础

大约 99% 的钙分布在骨骼和牙齿等硬组织中。在骨骼中，形成新骨骼的"骨形成"和因骨细胞破损而进行的"骨吸收"在不断重复和上演着。而在这种活跃的骨代谢中担任着重要角色的莫过于钙了。

钙过量——严重阻碍其他矿物营养素的吸收

如果钙的摄取过量，就会引起泌尿系统结石，不仅如此，它还会阻碍铁、锌、镁等其他矿物营养素的吸收。

钙不足——易引发骨质疏松症和骨折

如果钙慢性缺乏，骨量就会随之减少，因此患有骨折和骨质疏松症 ❶ 的危险就会大大提高。特别是闭经后的女性，受激素的影响，骨量很容易减少。

除此之外，如果体内的钙总是处于缺乏状态，就会引起肩疼、腰痛，有时还会出现神经过敏 ❷ 症状。

影响钙吸收率的主要原因

钙在人体内的吸收率会受其他成分的影响。比如过量的磷、食物纤维、草酸 ❸ 这些都会使钙的吸收率下降。此外，适量的蛋白质会促进钙的吸收，而摄取过量则会起到相反的效果。

阻碍钙吸收的物质及其主要来源

草酸（菠菜中富含此物质，但经煮熟后含量会减少）

植酸（多含于豆类、贝类中）

过量的磷（多见于食品添加剂中）

钙的简介

化学符号	Ca
体内分布	骨骼、牙齿、肌肉、神经等
生理作用	形成骨骼、牙齿等硬组织，促进细胞的信息传递、肌肉的收缩，抑制神经细胞的兴奋等
摄取过量	泌尿系统结石，阻碍铁、锌、镁的吸收
摄取不足	影响幼儿骨骼的发育，易患骨质疏松症
每日摄取标准	成年男性 650~800mg；成年女性 650mg

钙的日摄取标准

年龄	推荐量（mg）		最大摄取量
	男	女	
0~5 月	200	200	—
6~11 月	250	250	—
1~2 岁	400	400	—
3~5 岁	600	550	—
6~7 岁	600	550	—
8~9 岁	650	750	—
10~11 岁	700	700	—
12~14 岁	1000	800	—
15~17 岁	800	650	—
18~29 岁	800	650	2300
30~49 岁	650	650	2300
50~69 岁	700	650	2300
70 岁以上	700	650	2300

有效的摄取方法

食用牛奶、酸乳酪是最有效的方法

钙的吸收率因食物的不同有很大的差异。牛奶、乳制品约为 50%，而鱼类约为 30%，青菜约为 18%。

牛奶中钙的含量很丰富，但是每次的摄取量不宜过多，每日 1.5 个单位为最佳饮用量。

富含钙的食物

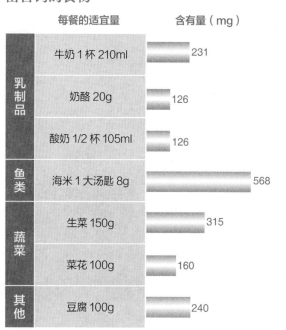

	每餐的适宜量	含有量（mg）
乳制品	牛奶 1 杯 210ml	231
	奶酪 20g	126
	酸奶 1/2 杯 105ml	126
鱼类	海米 1 大汤匙 8g	568
蔬菜	生菜 150g	315
	菜花 100g	160
其他	豆腐 100g	240

铁

身体各大器官的氧气瓶

铁是人体必需的微量元素，在人体内的总量为 4~5g。而其中 72% 以血红蛋白、3% 以肌红蛋白、0.2% 以其他化合物形式存在。它不仅给肌肉及各大器官提供氧气，还是许多酶和免疫系统化合物的成分。

本节名词

❶ 血红蛋白

是高等生物体内负责载氧的一种蛋白质。

❷ 肌红蛋白

肌肉中运载氧的蛋白质，由 153 个氨基酸残基组成。

参与体内各种能量代谢

铁在人体内主要承担着向全身输送氧气的重任，它对于预防贫血起着很重要的作用，而体内储存的铁中有大约 0.3% 是酶的重要组成部分。这些含有铁的酶在能量代谢中担当着不可或缺的重任。

将吸入的氧气输向全身

人体内的铁中约有 75% 为细胞中的血红蛋白 ❶ 和肌肉中的肌红蛋白 ❷。这些铁被称为"机能铁"，它在人体中担当着将肺吸入的氧气输送到全身各大器官中的作用。

铁过量——诱发婴儿急性中毒

铁难以被人体吸收，但是贮存于肠道黏膜内的铁蛋白可调节铁的吸收和释放，使人体不会吸收过量的铁。因此，普通的饮食不会导致摄取过量。

但是，有时会由于食用保健品而导致摄取过量，引发铁质沉着症。如果是婴幼儿对铁摄入过量，则会引起急性中毒。

铁不足——缺铁性贫血症状严重

人体内缺铁时，会引起缺铁性贫血。出现疲劳、头痛、心悸、食欲不振等症状。但是，有时这些症状并不会表现出来，因此需要我们在日常生活中多注意饮食平衡。特别是生长期、月经期和怀孕期的女性，应特别注意。

铁在体内可被反复利用

人体内铁的总量为 4~5g，但是，每天由吸收和排泄而出入体内的量仅为 1mg。虽然贮存铁的血红蛋白经常反复分解、合成，但铁的体外排泄量少，这是因为铁作为新合成的血红蛋白被重新加以利用。

铁的简介

化学符号	Fe
体内分布	红细胞、肌肉、肝脏等
生理作用	酶的组成部分，供给细胞中所需的氧气
摄取过量	铁质沉着症，婴幼儿会发生急性中毒
摄取不足	缺铁性贫血
每日摄取标准	成年男性 7.0~7.5mg；成年女性 6.5~11mg

铁的日摄取标准

年龄	推荐量（mg）*为适当量		最大摄取量
	男	女	
0~5 月	*0.5	*0.5	—
6~11 月	5.0	4.5	—
1~2 岁	4.0	5.5	—
3~5 岁	5.5	6.5	—
6~7 岁	6.5	8.0	—
8~9 岁	8.5	9.5/13.5	—
10~11 岁	10.0	10.0/14.0	—
12~14 岁	11.0	7.0/10.5	—
15~17 岁	9.5	6.0/10.5	—
18~29 岁	7.0	6.5/10.5	2300
30~49 岁	7.5	6.5/11.0	2300
50~69 岁	7.5	6.5/11.0	2300
70 岁以上	7.0	6.0	2300

注：妊娠初期 +2.5，中期、末期 +15，哺乳期 +2.5；
铁多富含于绿色蔬菜、动物肝脏、肉、鱼、大豆、海藻等食物中。

有效的摄取方法

动物性食品和维生素C的摄取是提高铁吸收率的关键

　　铁主要分为血红素铁和非血红素铁。血红素铁更易为人体吸收。像肝脏、瘦肉等这些动物性食物中含血红素铁量较多，而植物性食物中则主要富含非血红素铁。如果非血红素铁与维生素C一起摄取，则吸收效果更好。

富含铁的食物

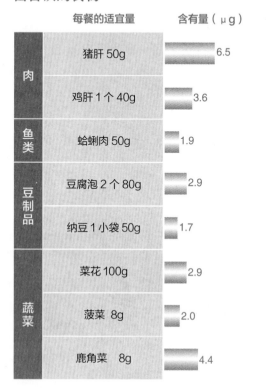

	每餐的适宜量	含有量（μg）
肉	猪肝 50g	6.5
	鸡肝 1 个 40g	3.6
鱼类	蛤蜊肉 50g	1.9
豆制品	豆腐泡 2 个 80g	2.9
	纳豆 1 小袋 50g	1.7
蔬菜	菜花 100g	2.9
	菠菜 8g	2.0
	鹿角菜 8g	4.4

镁
维持生命活动的催化剂

镁是维持人体生命活动的必需元素，具有调节神经、增强耐久力的神奇功能。此外，镁元素也是高血压、高胆固醇、高血糖的"克星"，并且有助于防治糖尿病、冠心病、中风等疾病。

本节名词

❶ **心律不齐**

"心律不齐"指的是心跳或快或慢，常见于心脏病患者，也常发生在麻醉、手术中或者手术后。常见症状有头晕、气急、多汗、颜面苍白等。

维护骨骼生长，促进代谢功能

60%的镁分布于骨骼中

镁与钙和磷一样，它也是构成骨骼的重要成分。正常成人体内的镁含量为 20~25g，其中 60%~65% 分布在骨骼中。其余部分以与蛋白质相结合的形式存在于肝脏、肌肉、血液中。人体所有细胞内都含有镁。镁在调节人体内的矿物营养素均衡方面起着重要的作用。

可激发300种以上酶的活性

镁可激发 300 多种酶的活性，可促进能量的产生。

抑制神经细胞兴奋

除此之外，镁还可抑制神经细胞兴奋，扩张血管，降低血压。

镁过量——可引起腹泻

一般的饮食不会引起镁过剩，即使镁摄取过量，也会通过肠道的吸收来加以调节和控制。

镁不足——引发循环系统障碍

慢性镁缺乏会引起心律不齐❶、心悸等，这会在某种程度上加大患缺血性心肌病的风险。一般来说，我们体内容易缺镁，因此需要特别注意。

另一方面，钙的摄取增多，就会导致镁的排泄量增大。因此，镁和钙的理想摄取比例应为 1：2。

水质基准由钙与镁的含量所定

"硬度"是水的基准之一，是将 1L 水中所含的钙离子和镁离子的总和换算为碳酸钙的量而定的。硬度低的水为软水，硬度高的水为硬水。国外的矿泉水中有硬度超过 1000 的，这可以及时为身体补充矿物营养素，但是由于吸收率不高，难以取得明显的效果。

镁的简介

化学符号	Mg
体内分布	骨骼、肌肉、大脑、神经组织等
生理作用	促进肌肉收缩，抑制神经细胞的兴奋，激发酶的活性
摄取过量	软便、腹泻
摄取不足	心悸、心律不齐、神经过敏、抑郁症等
每日摄取标准	成年男性 340~370mg；成年女性 270~290mg

镁的日摄取标准

年龄	推荐量（mg）*为适当量	
	男	女
0~5 月	*20	*20
6~11 月	*60	*60
1~2 岁	70	70
3~5 岁	100	100
6~7 岁	130	130
8~9 岁	170	160
10~11 岁	210	210
12~14 岁	290	280
15~17 岁	350	300
18~29 岁	340	270
30~49 岁	370	290
50~69 岁	350	290
70 岁以上	320	260

注：孕妇+40，哺乳期女性+0；
除了饮食之外摄取镁的最大量成人每日为350mg，儿童每日为5mg；
镁主要富含于大豆、未经过加工的坚果、贝类、海产品中。

有效的摄取方法

多食用大豆制品以及未经过加工的贝类

未经过加工的食物中富含镁。一旦经过加工，食物中的镁会大量损失。富含高蛋白的豆腐，由于加入了凝固剂盐卤（氯化镁），所以非常有利于人体对镁离子的吸收。

富含镁的食物

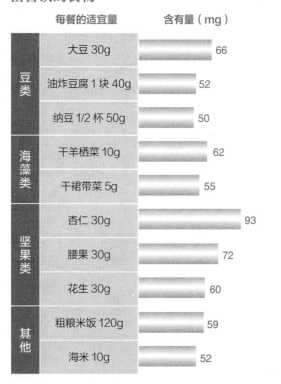

	每餐的适宜量	含有量（mg）
豆类	大豆 30g	66
	油炸豆腐 1 块 40g	52
	纳豆 1/2 杯 50g	50
海藻类	干羊栖菜 10g	62
	干裙带菜 5g	55
坚果类	杏仁 30g	93
	腰果 30g	72
	花生 30g	60
其他	粗粮米饭 120g	59
	海米 10g	52

钾
防治高血压有奇效

钾可以调节细胞内适宜的渗透压和体液的酸碱平衡，参与细胞内糖和蛋白质的代谢；有助于维持神经健康，使心跳规律正常，预防中风，并协助肌肉正常收缩。在摄入高钠而导致高血压时，钾具有降血压的作用。

本节名词

❶ 高钾血症

高钾血症是指血钾高于 7mmol/L，并且伴有明显的心电图变化。

促进细胞的正常活动

与钠共同调节渗透压

人体内所含钾的量约为体重的 0.2%，其中大部分分布于细胞内，与细胞外液中的钠相互作用，调节细胞的渗透压，保持人体内的水分平衡。

促进酶的作用的发挥

钾具有调节细胞内酶反应的作用，可促进能量代谢顺利进行，为细胞正常活动创造良好的环境。

抑制高血压的恶化

钾可以抑制钠在肾脏中的再吸收，使其经尿液排出体外，因此，有降低血压的功效。

钾过量——若出现排泄障碍可导致高钾血症

即使钾的摄入量过多，也会随尿液排出体外，因此，正常的饮食不会引起体内钾过剩。但是，如果肾脏功能低下，出现排泄困难的情况时，就容易引发高钾血症 ❶。

钾不足——食欲不振的前兆

蔬菜、薯类等植物性食品及其他很多食物中都含有丰富的钾，因此，一般的饮食是不会引起体内钾缺乏的。但是，如果有腹泻、呕吐等情况，或长期服用利尿剂时，会使得钾的排出量增加，机体会出现乏力、食欲不振等状况。

维护钾与钠的平衡很重要

钠主要以食盐的形式从食物中被人体摄取。如果摄取过量，细胞内外的营养素平衡就会被打破，产生浮肿。而且，还有可能引发高血压和胃癌。摄取足量的钾，可加速钠的排出，这能很好地预防高血压的发病。为了能使血压平缓下降，钠与钾的摄入比例应在 1：2 以下。需要特别注意的是，越是盐分多的酱汤，就越要加入含钾丰富的蔬菜和薯类与之搭配。

钾的简介

化学符号	K
体内分布	所有细胞内
生理作用	调节细胞的渗透压，参与细胞内酶的化学反应
摄取过量	高钾血症
摄取不足	肌肉无力，食欲不振
每日摄取标准	成年男性 2500mg；成年女性 2000mg

钾的日摄取标准

年龄	推荐量（mg）	
	男	女
0~5 月	400	400
6~11 月	700	700
1~2 岁	900	800
3~5 岁	1000	1000
6~7 岁	1300	1200
8~9 岁	1500	1400
10~11 岁	1900	1700
12~14 岁	2300	2100
15~17 岁	2700	2000
18~29 岁	2500	2000
30~49 岁	2500	2000
50~69 岁	2500	2000
70 岁以上	2500	2000

有效的摄取方法

动植物性食物中均含有丰富的钾，新鲜的食物中钾的含量更高。钾经烹饪后会损失 30% 左右，因此在熬煮汤的时候最好选择含钾高的蔬菜。

富含钾的食物

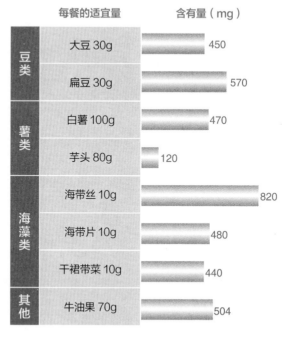

注：水果和蔬菜中也富含钾。

膳食纤维
改善胰岛素水平

膳食纤维是不易被消化的营养素，属多糖类。主要来自植物的细胞壁，包含纤维素、树脂、果胶等物质。生活中经加工后的粮食、清洗蔬菜时被扔掉的"渣滓"，都是保持健康不可或缺的物质。

本节名词

❶ 痔疮

痔疮即人体直肠末端黏膜下和肛管皮肤下静脉丛发生扩张和屈曲所形成的柔软静脉团。

分解为肠内细菌，发挥健康功能

膳食纤维以前被人们认为是"食物中的渣滓"而不受关注。最近，随着其被分解、发酵转化为能量源和短缩脂肪酸等多种生理功能被发现，它便越来越受到人们的关注。

膳食纤维分为不溶于水的非水溶性膳食纤维和溶于水的水溶性膳食纤维两种。

生理作用——改善肠内环境

非水溶性膳食纤维可刺激肠道蠕动，促进肠内有毒物质排出体外，预防便秘，抑制与肠胃有关的其他疾病。

水溶性膳食纤维可阻止肠内胆固醇和糖的吸收，它不仅可以抑制血糖上升，还可以预防糖尿病的发生；它容易接受肠内细菌的发酵，增加乳酸菌等有益菌，改善肠内环境。

膳食纤维过量——引起腹泻和吸收障碍

如果单从食物中摄取膳食纤维就不用担心摄取过量。但是如果大量地从保健品中摄取单一的膳食纤维就会引起腹泻。

而且，过量摄取膳食纤维会阻碍铁、钙、磷的吸收，从而导致机体缺钙。

膳食纤维不足——引起便秘和痔疮

膳食纤维不足时会引起便秘和痔疮❶，且肠内的有害物质长时间滞留，会引起肠内环境的恶化，加大诱发癌症的危险。

摄入膳食纤维以每天30g为佳

美国防癌协会推荐人们的日均膳食纤维素的摄入量为每人每天30~40g，欧洲共同体食品科学委员会推荐的标准是每人每天30g。

不过，膳食纤维虽然是人体不可或缺的，但过多食用也会导致矿物质缺乏和维生素（尤其是脂溶性维生素，如维生素A、维生素D、维生素E、维生素K）吸收障碍。对于那些有慢性腹泻症状的人，过量摄入膳食纤维会加快肠胃蠕动，从而加重腹泻症状。

膳食纤维的简介

别名	难消化性多糖类、食物纤维
定义	不能被人体消化酶所消化的食物营养素
生理作用	预防便秘、直肠癌，缓解血糖的上升，维持正常的胆固醇含量
摄取过量	腹泻、不利于矿物营养素的吸收
摄取不足	便秘、肠内环境的恶化
每日摄取标准	成年男性 19g以上；成年女性 17g以上

有效的摄取方法

食用经过烹饪的蔬菜&海藻类&贝类

　　膳食纤维因种类不同，其健康功能也不同。日常生活中应将多种食物搭配食用。如果在饮食上马虎大意，就容易导致膳食纤维缺乏。虽然蔬菜中富含膳食纤维，但只是凉拌菜中含量较多，如果每天摄取大量的肉类，那么机体中膳食纤维的总量就会大大降低。

　　煮过的食物和开水浸过的食物膳食纤维含量会大量流失。豆类、海藻、干菜、薯类中的膳食纤维很丰富，将其做成家常菜来食用是不错的选择。

　　此外，在米饭中加入麦片和糙米，选择全麦和黑麦面包食用，都是增加膳食纤维的好方法。

膳食纤维的日摄取标准

性别	男性	女性
年龄	标准量(g)	标准量(g)
18~29 岁	19 以上	17 以上
30~49 岁	19 以上	17 以上
50~69 岁	19 以上	17 以上
70 岁以上	19 以上	17 以上

富含膳食纤维的食物

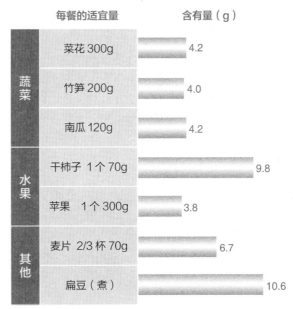

	每餐的适宜量	含有量（g）
蔬菜	菜花 300g	4.2
	竹笋 200g	4.0
	南瓜 120g	4.2
水果	干柿子 1 个 70g	9.8
	苹果 1 个 300g	3.8
其他	麦片 2/3 杯 70g	6.7
	扁豆（煮）	10.6

脂肪代谢
人体供热供能的源泉

脂肪既是人体重要的组成部分，也是含热量最高的营养物质。脂肪为人体提供的热量，通常是糖和蛋白质的 2 倍多。人体所需总能量的 10%~40% 都是由脂肪提供的。根据来源的不同，脂肪有两大类，一类是动物性脂肪，一类是植物性脂肪。

本节名词

❶ 乳糜微粒

乳糜微粒是一种由小肠黏膜上皮细胞合成，转运来自食物的外源性甘油三酯。

❷ HDL

即高密度脂蛋白，主要形成于肝脏组织，向肝内转运胆固醇。

甘油三酯的吸收方法

脂类中的磷脂和胆固醇被小肠吸收，甘油三酯被十二指肠中的胆汁乳化后，经胰液的消化酶分解成脂肪酸和甘油，然后再被小肠吸收。

脂类的集合体"乳糜微粒"

脂肪酸和甘油在小肠壁上，短时间内被还原为甘油三酯，与胆固醇、磷酸一起合成"乳糜微粒 ❶"而后溶于血液和淋巴液中，之后进入淋巴管，在淋巴管与静脉的交结处汇入静脉，继而经过心脏、动脉最终运往肝脏。

乳糜微粒在肝脏内重新合成后进入全身

促进血液循环的核糖蛋白质

乳糜微粒在肝脏中重新合成 VLDL 核糖蛋白质，然后进入血液中，其中的甘油三酯被脂肪组织吸收、贮藏。为了机体需要，分解为脂肪酸和胆固醇，进而转化为能量。甘油三酯被脂肪组织吸收后，VLDL就转变为 LDL 这种占很大比例的核糖蛋白质，它是组成细胞膜的重要粒子。

其次，肝脏中合成 HDL ❷，并被输入血液中。HDL 可以吸收动脉壁的胆固醇并将其运回到肝脏中，因此，较多的 HDL 可以预防动脉硬化。

脂肪酸是心脏活动的动力

葡萄糖是大脑活动的唯一能量来源，而将葡萄糖经血液输送到大脑的是心脏。心脏若停止跳动，大脑的活动也就停止了。

而起着心脏助推器作用的就是脂肪酸。脂肪酸可分解为人体所需要的甘油三酯。

脂肪的种类&体内的循环

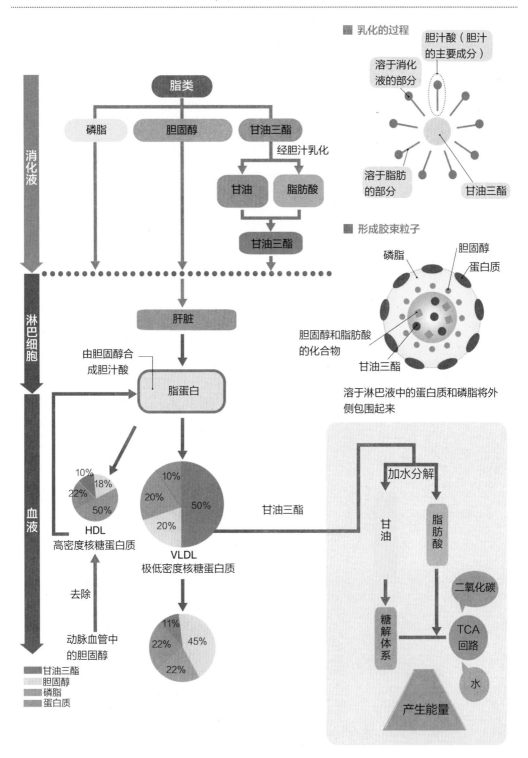

■ 乳化的过程

胆汁酸（胆汁的主要成分）

溶于消化液的部分

溶于脂肪的部分

甘油三酯

■ 形成胶束粒子

磷脂

胆固醇

蛋白质

胆固醇和脂肪酸的化合物

甘油三酯

溶于淋巴液中的蛋白质和磷脂将外侧包围起来

脂类

磷脂　胆固醇　甘油三酯

经胆汁乳化

甘油　脂肪酸

甘油三酯

消化液

淋巴细胞

血液

肝脏

由胆固醇合成胆汁酸

脂蛋白

10% 18% 22% 50%

HDL
高密度核糖蛋白质

10% 20% 20% 50%

VLDL
极低密度核糖蛋白质

去除

动脉血管中的胆固醇

11% 45% 22% 22%

甘油三酯
胆固醇
磷脂
蛋白质

甘油三酯

加水分解

甘油

脂肪酸

糖解体系

二氧化碳

TCA回路

水

产生能量

糖类代谢
生命活动的调节者

在所有的碳水化合物中，最基本的单位是单糖。单糖包括葡萄糖和果糖。在水果和蔬菜中含有少量的糖醇类物质，糖醇就是单糖还原后产生的。单糖在人体中的消化吸收比较慢，它的代谢也不依赖胰岛素。单糖还是食品工业中重要的甜味剂。

本节名词

❶ 丙酮酸

丙酮酸是糖类和大多数氨基酸分解代谢过程中的重要中间产物。

❷ 糖酵解

在供氧不足时，葡萄糖在细胞液中分解成丙酮酸，之后进一步还原生成乳酸。

❸ 乙酰CoA

是通过脂肪酸的β-氧化、丙酮酸氧化脱羧和氨基酸的降解生成的。

糖能量的本源为太阳光的能量

植物中的葡萄糖

葡萄糖是通过植物的光合作用从二氧化碳和水中吸收太阳光的能量而形成的。贝类、薯类等植物将葡萄糖以淀粉的形式储存于其果实或根部。人类食用了这些食物后转化为自己的能量。

糖能量的利用

摄取的淀粉分解为葡萄糖，在小肠中被吸收并输送到肝脏，其中，一部分不进入肝脏而是直接进入血液中（血糖），作为能量源存储于肌肉。另一部分的葡萄糖作为糖原存储于肝脏和肌肉中。超出肝脏贮藏量的多余葡萄糖作为内脏脂肪和皮下脂肪被储存起来。

能量产生的过程

呼吸和能量的关系

葡萄糖转化为能量时，有利用呼吸进入人体的氧代谢和不利用呼吸的氧代谢两种。葡萄糖在酶的作用下转化为丙酮酸❶，在此过程中产生少量的能量。不利用氧气的代谢称为"糖酵解❷"，在激烈运动等相对缺氧的状况下使用这种能量。

丙酮酸再次经过酶的作用转化为乙酰CoA❸，进入TCA循环，在此回路中产生的物质（柠檬酸）与通过吸气进入人体的氧气发生反应，产生大量的水和能量，这种能量就成为生命活动的主要源泉。

乙醇是如何进行代谢的

乙醇与糖、脂质、蛋白质一样，在代谢过程中产生能量（1g相当于7kcal）。乙醇不需要消化，易溶于水和脂肪，因此可以在胃和小肠中被立刻吸收，输送到肝脏。乙醇在肝脏酶的作用下被分解为乙醛和醋酸，最终经由TCA循环产生能量，同时转化为二氧化碳和水。

人体内葡萄糖转化为能量的过程

葡萄糖被人体的各个细胞吸收，在酶的作用下发生变化，在此过程中产生了 ATP（腺苷三磷酸）这种聚集了大量能量的物质。

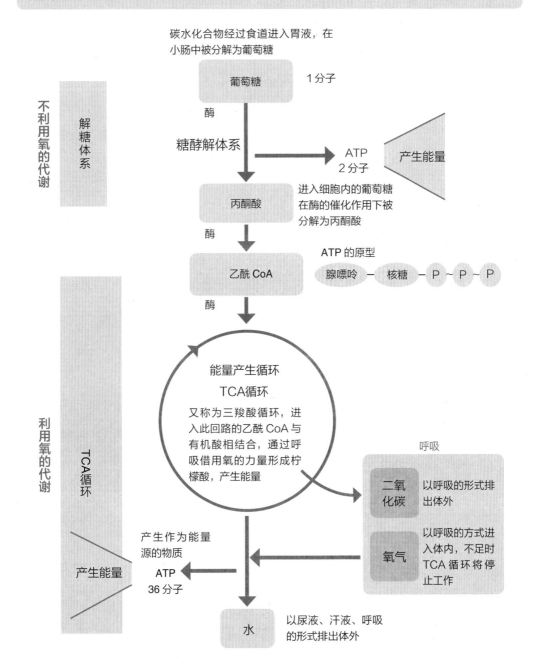

蛋白质代谢
调节人体生理功能

对人体来说，蛋白质具有相当重要的作用。蛋白质不仅是构成人体组织、细胞的物质基础，也是人体内许多重要代谢物质、营养物质的载体。

<table>
<tr><td>

本节名词

❶ 苯丙氨酸

一种芳香族的中性必需氨基酸。

❷ 组氨酸

一种杂环族，碱性半必需氨基酸。

❸ 色氨酸

一种芳香族，中性氨基酸。

</td></tr>
</table>

氨基酸是构成蛋白质的基本单位

蛋白质的基本单位是氨基酸。各种天然蛋白质都是由 20 种氨基酸以不同数目和方式组合连接成的。氨基酸有两大类，一类是非必需氨基酸，一类是必需氨基酸。必需氨基酸在人体内不能合成，必须由食物提供。必需氨基酸主要包括赖氨酸、色氨酸、苯丙氨酸 ❶、甲硫氨酸、苏氨酸、亮氨酸、异亮氨酸以及缬氨酸这 8 种。成人必需氨基酸的需要量是蛋白质需要量的 20% ~37%。另外，组氨酸 ❷、精氨酸是人类在幼儿时期所必需的，因此又称为半必需氨基酸。

蛋白质的新旧交替和氨基酸的去路

蛋白质的分解和合成

氨基酸被吸收后输送到肝脏，然后经血液输送到各个组织。组织中肌肉的构成（即新蛋白质）是由氨基酸转化生成的。与此同时，相同量的旧蛋白质被分解流向血液。分解物的 75%~80% 在肝脏内被合成新的氨基酸输入血液。

而各组织中的氨基酸又可相继生成酶、激素、神经传递中所需要的各类蛋白质。

氨基酸可转化为葡萄糖

剩余的氨基酸可使游离于肝脏中的有毒物质立刻转化为尿素，并随尿液排出体外。去除氮之后的氨基酸或转化为能量源，或转化为脂肪和葡萄糖。

氨基酸可转化为情感的材料

人类的情感是由神经传递素将外部刺激传送到大脑而产生的。神经传递素也是由氨基酸构成的。例如，产生平稳情绪的神经传递血清素是由色氨酸转化而成的。色氨酸 ❸ 是人体内无法合成的氨基酸，需要从食物中摄取，因此，想要保持平稳的情绪，食物是必不可少的。

蛋白质的合成与分解

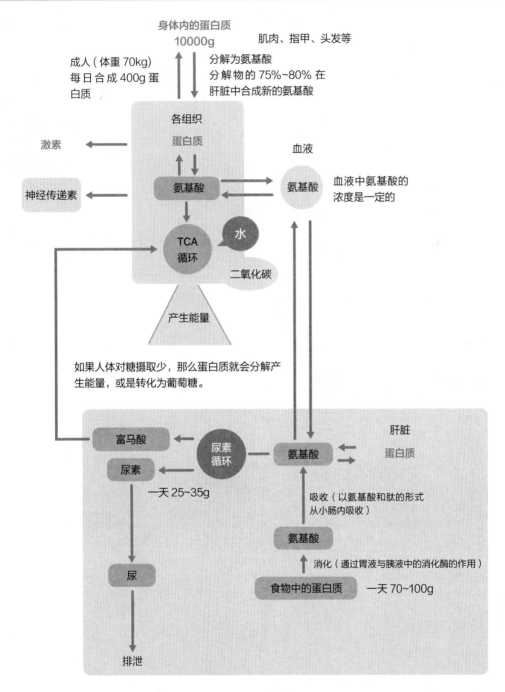

身体内的蛋白质
10000g

肌肉、指甲、头发等

成人（体重 70kg）
每日合成 400g 蛋
白质

分解为氨基酸
分解物的 75%~80% 在
肝脏中合成新的氨基酸

各组织

蛋白质

激素

血液

神经传递素

氨基酸

氨基酸

血液中氨基酸的
浓度是一定的

TCA
循环

水

二氧化碳

产生能量

如果人体对糖摄取少，那么蛋白质就会分解产
生能量，或是转化为葡萄糖。

肝脏

富马酸

尿素
循环

氨基酸

蛋白质

尿素

氨基酸

一天 25~35g

吸收（以氨基酸和肽的形式
从小肠内吸收）

氨基酸

尿

消化（通过胃液与胰液中的消化酶的作用）

食物中的蛋白质

一天 70~100g

排泄

注：蛋白质被分解，总量为每日 400g，与新产生的蛋白质重量相同。

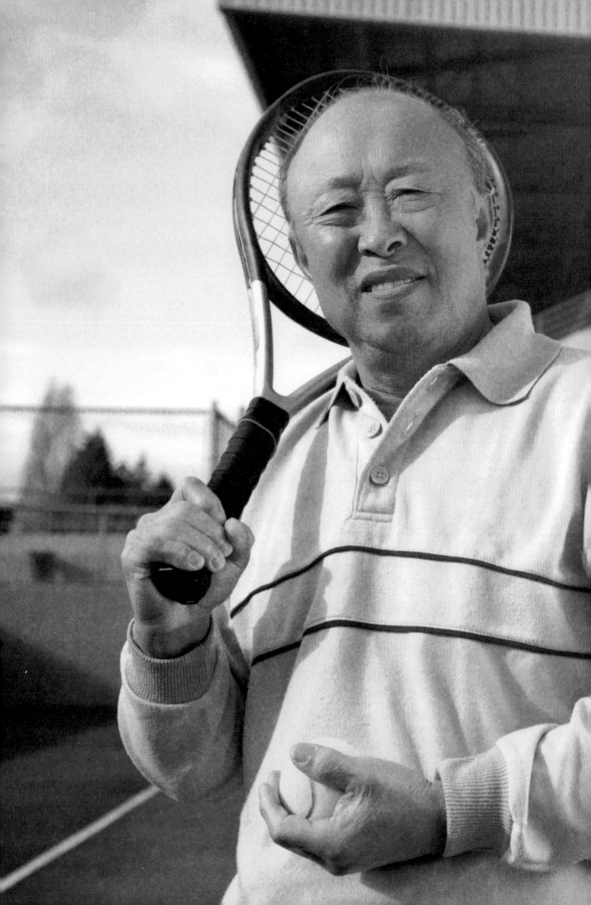

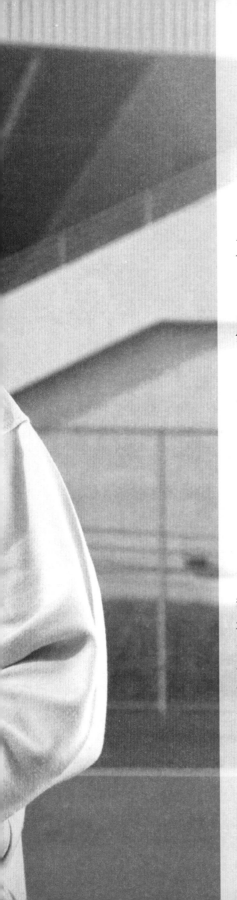

第六章

糖尿病患者的运动处方

　　在治疗糖尿病的过程中，运动疗法是一个重要的组成部分。特别是对于老年糖尿病患者和肥胖患者而言。我们通过运动不仅可以控制血糖，还可以增强自身体质，对抗多种疾病。养成一个良好的运动习惯，还可以增强我们的心肺功能，这一点对于糖尿病患者来说是至关重要的。不但可以很好地缓解糖尿病并发症的症状，甚至可以防止并发症的发生或发展。运动还可以让我们保持活力，对抗疾病所产生的诸多身心烦恼，加强我们战胜疾病的自信心。

运动疗法治疗糖尿病

运动疗法，并不是指一些特别的体育运动和竞技，它是根据患者的年龄和体力选择慢跑、体操等日常运动，以此达到控制血糖的目的。运动疗法与饮食疗法、药物疗法共同被称为糖尿病治疗的三大方法。

本节名词

❶《诸病源候论》
中国最早的以内科为主，论述疾病的病因和病候的专著。

❷《外台秘要》
是中国唐代由文献辑录组成的综合性医书之一。

在体育锻炼中找回身体的"元气"

对糖尿病患者来说，运动疗法是很重要的一个治疗环节，尤其是对于老年患者和肥胖患者而言。

中国隋朝时的名医巢元方在公元 610 年辑录的《诸病源候论》❶一书中就提到：患消渴病的人应该"先行一百二十步，多者千步，然后食之"。这里的"消渴病"就是指糖尿病。

唐代名医王焘在《外台秘要》❷一书中也说：消渴患者要食后千步走。

一些轻型糖尿病患者只要能够坚持体育锻炼，同时控制好饮食，就能使身体得到康复。

阳光、空气、水、运动是健康的四大源泉

"医学之父"希波克拉底讲过一句流传了 2400 年的话，他说："阳光、空气、水和运动是生命和健康的源泉。"

法国思想家、哲学家伏尔泰也有一句名言："生命在于运动。"

现代医学认为，决定人体健康的四大基石是"合理膳食，适量运动，戒烟限酒，心理平衡"。运动不仅有益于常人，也是糖尿病患者综合治疗中的一项重要手段。

运动对糖尿病患者的三点益处

对糖尿病患者而言，适当的体育锻炼主要有以下三方面的益处。

运动有益于增强体质

适度、持久、有规律的运动，可增强糖尿病患者的运动能力和体力。

运动有益于患者控制血糖

运动使身体组织对胰岛素的敏感性增强，体内糖代谢恢复平稳。

运动有益于患者维持正常体重，增强胰岛素的降糖作用

运动可以加速体内脂肪的分解，减少脂肪堆积，让肌肉组织更多地利用脂肪酸。

运动改善血糖之七大功效

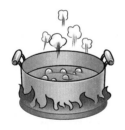

改善缓慢的糖代谢

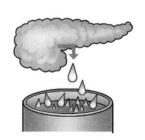

改善胰岛素功能

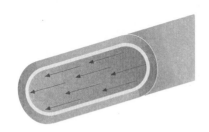

防止血管老化

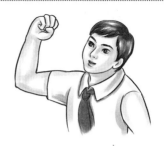

增强身体抵抗力

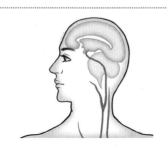

激活脑神经

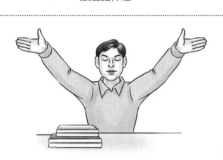

缓解工作压力

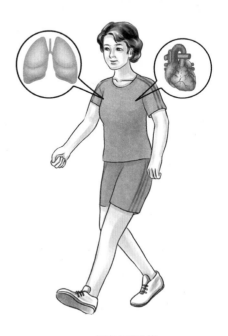

提高心肺功能

减轻体重，关键靠运动

18 世纪中叶，国外一些著名医学家开始主张糖尿病患者要有适量的体力活动，并把体育活动、饮食控制、胰岛素注射作为治疗糖尿病的三大法宝。一些轻型糖尿病患者只要能够坚持体育锻炼，同时控制好饮食，就能使身体康复。

本节名词

❶ 晕厥

晕厥是大脑一时性缺血缺氧引起的短暂的意识缺失。

❷ 心律失常

Cardiacarrhythmia，指心律起源部位、心搏频率与节律及冲动传导中的一项异常。

肥胖患者在运动中找到降糖乐趣

对重度肥胖的糖尿病患者来说，长期坚持运动可以加速脂肪的燃烧，使体重逐渐下降。而对于微胖的糖尿病患者，在有足够能量、营养的同时，采取积极有效的运功，对血糖的控制可以起到良好的效果。

除此之外，对体重正常的糖尿病患者而言，坚持运动也能使体重控制在正常的范围内。而偏瘦的患者则可以通过运动，增加肌肉组织的重量，使体重增加，甚至达到正常范围。

"一三五七"法则——运动降糖的真谛

所谓的"一三五七"运动法则，是指糖尿病患者每天至少要选择一种适当的运动方式，每次运动至少要持续 30 分钟，每周至少要锻炼 5 次，每次的运动量要控制在人体最大运动量的 70% 左右。

对肥胖的糖尿病患者来说，运动的原则是：规律、适当、安全、长期。

尽管肥胖对糖尿病患者来说是一大诱因，但是在运动过程中，他们也要遵循"量力而行，持之以恒"的原则。对糖尿病患者而言，不是任何一种运动都有利，也不是运动量越大越好。如果选择的运动方式不当，运动量不合适，反而会给糖尿病患者增加负担，带来危害。

运动从每天的5分钟拉开序幕

刚运动时，运动量不宜太大，重度肥胖患者可先运动 5~10 分钟，然后逐渐延长运动时间。一般来说，在一个月内，应该将运动时间延长 20~30 分钟。运动结束时，最好再做 10 分钟的放松运动。

老年糖尿病患者血液循环系统适应能力差，在运动停止后，血液大多分布在四肢。如果突然停止运动，有可能会因为血压过低而发生晕厥❶，或者会诱发心律失常❷。

合理掌控运动时间

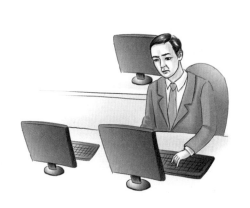

选择"时间段"让运动维持更长久

　　实际上，在餐后 1~2 小时内运动对任何人来说都是一件难事。运动最为重要的就是要长久坚持，如果饭后时间很紧，那么在平时选择一个整块时间来做运动也是可以的。

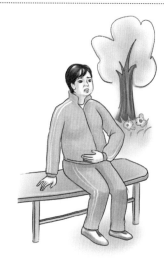

避免饭后30分钟内运动

　　进餐后，体内的葡萄糖对消化吸收起着重要的作用。若是饭后立刻运动，就会消耗体内的葡萄糖，这反而不利于食物消化。

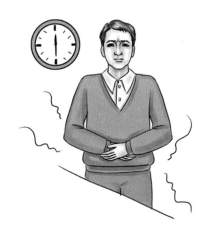

清早&深夜不适合糖尿病患者进行锻炼

　　早上刚一睁眼，身体内的各部分功能还未完全"苏醒"；而深夜则正是身体处于休息的时间。选择这两个时间点运动的话，就会打乱人体的生物钟。

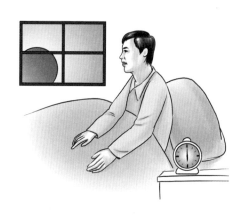

注射胰岛素的患者，要避开易引发低血糖的时间段

　　胰岛素注射确实可以立刻显现出效果，但由于正处于空腹时间段，突然运动则会引发低血糖。

运动改善糖尿病的两种效果

通过运动改善糖尿病症状的功效在之前已经列举了一些。在这里我们对运动如何促使糖尿病症状得到改善做详细的说明。运动疗法的作用大体可以分为"急性效果"和"慢性效果"两种。

本节名词

❶ 高脂血症

血液中胆固醇含量或油酸酯含量过高的一种症状。

合理降糖——急性效果和慢性效果

近年来备受关注的是运动降糖的急性效果，它所指的是在一种运动后血糖迅速下降的现象。

而所谓的慢性效果，是指通过经常性的运动达到消除肥胖及恢复胰岛素功能的效果。它不仅可以直接降低血糖，还可以通过降低体重而间接地改善糖尿病；甚至可以有效预防由肥胖引起的高血压、高脂血症 ❶ 等生活常见病。

餐后锻炼是发挥慢性效果的保障

为了使运动疗法取得最大的效果，最适合运动的时间应该是饭后2小时。因为这会在血糖开始上升的时候取得最明显的效果，并且有利于血糖保持在较低的状态。

相反，餐前1小时和餐后30分钟内血液会更多地聚集在内脏处，这是为了避免低血糖的发生及加快食物的消化。因此，餐后30分钟内不要进行体育锻炼。

2周内实现"看得见的降糖效果"

糖尿病患者只要能够坚持体育运动，就能够取得良好的效果。实验研究表明，糖尿病患者如果能够进行有规律的运动，那么在2周之内，就能看出降糖的效果。

反之，如果停止体育运动，那么在四五天后，身体对胰岛素的敏感性也会随之下降。如果仅仅在周末进行突击性锻炼，这被称为"暴练"，那么对糖尿病患者来说是有百害而无一利的。

所以，糖尿病患者在选择自己的运动方式时，一定要选择自己容易坚持下去的运动，并且要尽量逐渐增加日常的活动量，增加身体对热能的消耗，这样才有利于病情的控制。

运动降糖的两大效果——急性效果&慢性效果

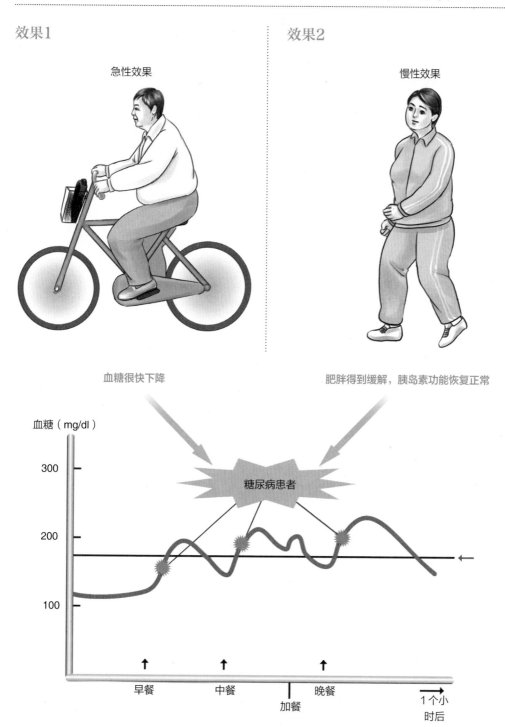

效果1

急性效果

效果2

慢性效果

血糖很快下降

肥胖得到缓解，胰岛素功能恢复正常

糖尿病患者

血糖（mg/dl）

300

200

100

早餐

中餐

加餐

晚餐

1个小时后

运动对控制血糖有益处

人体只要运动，就会促进细胞对葡萄糖的吸收和利用，特别是糖尿病患者，血液中的葡萄糖含量很高，而胰岛素又不能及时发挥作用。所以在这个时候，通过有效的体育锻炼，可以达到降低血糖的效果。

本节名词

❶ 体力劳动

与"脑力劳动""生理力劳动"相对，其能量消耗受劳动者生理界限的限制。

通过运动疗法保持正常的血糖值

运动疗法对血糖的调节有很大的作用。如今，从事体力劳动 ❶ 的人越来越少，汽车的普及、电梯的增加，使大多数人面临运动不足的尴尬境地。运动不足引起的肥胖，是我国糖尿病患者猛增的一个主要原因。坚持长期进行体育锻炼，消除肥胖，有利于糖尿病的改善和预防。

另一方面，缺乏运动的人，其体内肌肉的含量很少，但是将血液中的葡萄糖作为能量源加以利用的却是肌肉。如果肌肉减少，血液中的葡萄糖就无法消耗掉，那么血糖也就很难恢复正常了。

并且在运动时，细胞可以充分吸收血液中的葡萄糖，即葡萄糖的利用率提高，会使大量的血糖作为能量被消耗掉。另外，运动可以使人心情舒畅，提高身体的敏捷度，消除压力，这些因素都有助于糖尿病的改善。

运动能有效抑制动脉硬化

持续的运动，不仅可以降低血糖，恢复胰岛素的功能，甚至对血压、血脂、甘油三酯都可以起到很好的修复和改善的作用。

众所周知，糖尿病容易诱发动脉硬化。所以糖尿病患者心肌梗死、脑卒中的发病概率就很高。如果糖尿病患者的高血压和高脂血症能得到有效的改善，那么就可以间接地抑制动脉硬化的发展速度。

除此之外，身体中的脂肪一旦被转化为肌肉，那么体重也会随之减轻。这就在很大程度上提高了心肺的功能。

血糖检测&运动记录为糖尿病患者保驾护航

糖尿病患者在每次运动锻炼之后，都应该做一次记录。这样做的目的是为了观察运动的疗效和自身的反应，能够根据具体情况，及时调整运动方式和运动量。不仅如此，还要定期监测血糖和一些相关的指标，留意这些指标的变化，从而观察运动的效果。

"跑"出来的身体健康

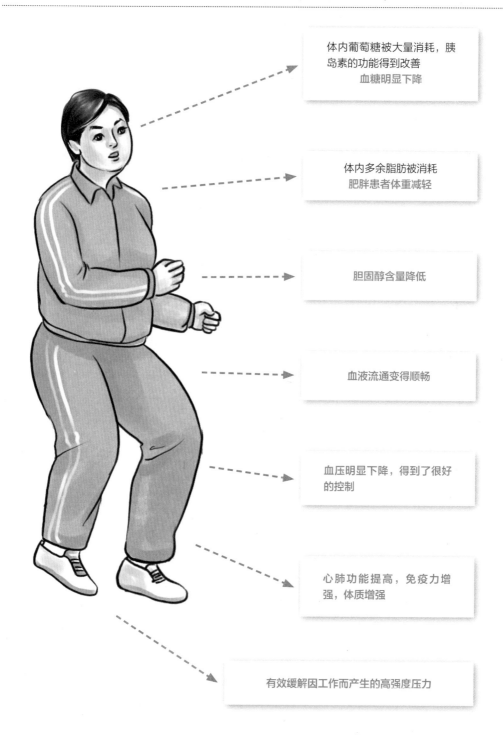

体内葡萄糖被大量消耗，胰岛素的功能得到改善
血糖明显下降

体内多余脂肪被消耗
肥胖患者体重减轻

胆固醇含量降低

血液流通变得顺畅

血压明显下降，得到了很好的控制

心肺功能提高，免疫力增强，体质增强

有效缓解因工作而产生的高强度压力

运动保鲜之7秘诀

运动不仅能降低血糖，还能保持身体健康，是治疗糖尿病的一种辅助方法。很多患者在运动之初有一种新鲜感，运动积极性高涨，但是随着时间的推移，渐渐失去了兴趣，最后只得放弃。

本节名词

❶ 流水不腐，户枢不蠹
出自《吕氏春秋·尽数》，比喻常运动的东西不易受到侵蚀。

7种方法令运动持之以恒

大家常说"生命在于运动""流水不腐，户枢不蠹❶"，这些都是在强调运动的重要性。对糖尿病患者来说，运动更具有特殊的作用。

它不仅能降低血糖，还能强身健体，很多患者在运动之初的确抱有一种新鲜感，运动积极性高涨，但是随着时间的推移，渐渐失去了兴趣，到最后就都放弃了。那么，怎样做才能将运动的积极性长久地保持下去呢？下面，我们就给大家介绍几种常见的方法。

制订运动计划

将制订的计划放在醒目的地方，每天提醒自己，并且请家人一同配合，起到监督的作用。

和朋友结伴锻炼

与朋友一起锻炼可以从中感受到轻松与愉快，不但不会感到枯燥，反而会增进彼此间的感情。

选择自己喜欢的运动项目

由于年龄、文化的差异，每个人喜爱的东西也不一样。从中选择一项自己最为擅长的体育运动，并且长期坚持下去。

运动项目交替进行

长期进行一项体育运动一定会感觉很枯燥，不妨将各种体育运动穿插着进行，例如做家务或购物都是锻炼方式的一种。

制订切实可行的目标

制订一个长期目标，如在一年内通过运动减掉5公斤体重等，不仅不会给自己带来负担，而且也易于坚持。

适当的奖励

作为糖尿病患者的家人，应该及时给予患者表扬，让他们从心里产生一种成就感。

学会自我欣赏

通过一段时间的锻炼，如果发现自己的血糖控制得比以前平稳了，就要对自己更加有信心。

总之，运动贵在坚持，所以希望众多的糖尿病患者找到适合自己的锻炼方式，只要坚持下去，就一定可以看到效果！

行之有效的每天20~60分钟运动

运动时间不宜过短或过长

　　每日一次的运动时间最好控制在 20~60 分钟（刚开始锻炼的老年朋友，以每天 30 分钟为目标），这样不仅效果显著，而且不会产生厌倦感。如果超过了 1 小时，就会给身体带来过多负担。

一周锻炼3天也可以

　　运动疗法，最能突出效果的当然是每天坚持锻炼。但是对于刚刚接触运动的人来说，也可以先从一周 3 天开始。但是如果您是肥胖糖尿病患者，那么就一定要认真执行"一三五七"的运动法则（具体见 160 页）。

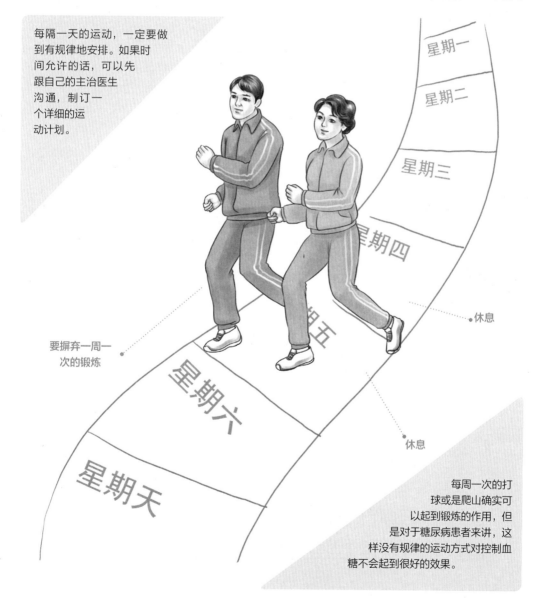

每隔一天的运动，一定要做到有规律地安排。如果时间允许的话，可以先跟自己的主治医生沟通，制订一个详细的运动计划。

星期一

星期二

星期三

星期四

休息

星期五

要摒弃一周一次的锻炼

星期六

休息

星期天

每周一次的打球或是爬山确实可以起到锻炼的作用，但是对于糖尿病患者来讲，这样没有规律的运动方式对控制血糖不会起到很好的效果。

167

餐后2小时开始运动最有效

对那些身患疾病的人来说,运动是一把"双刃剑"。恰到好处的体育锻炼能帮助患者稳定病情,让身体尽快得到康复。可是,如果锻炼时间不对,运动量不合适,对患者来说只能是"雪上加霜"。

本节名词

❶ 消化系统

由消化道和消化液两部分组成。消化道是一条起自口腔,延续到咽、食道、胃、小肠、大肠,后终于肛门的肌性管道。

❷ 心率

Heart Rate,它是用来描述心动周期的专业术语,指心脏每分钟跳动的次数。

餐后2小时是控制血糖的"黄金时刻"

关于糖尿病患者的锻炼时间,一般来说在早餐或者晚餐后2小时最为合适。

餐前锻炼的危害是:引起血糖波动。过早运动可能导致延迟进餐,而延迟进餐则会导致血糖过低。或者因为运动不能按时服药而导致血糖过高,或者血糖先低后高。所以,糖尿病患者的运动时间最好在餐后。

但是,如果餐后马上进行运动的话,会对消化系统❶产生不良影响。所以,运动时间最好在餐后2小时以后。

对于中国人来说,晚餐时间一般都比较迟,很多人吃完了晚饭,不是看报就是看电视,很少进行体育活动,这样很不利于血糖的控制和体重的减轻。

因此,就中国的糖尿病患者而言,应该大力提倡在晚餐后进行体育锻炼。在进行体育锻炼的同时,要注意饮食的定时定量,运动的定时定量,以及服药的定时定量。只有真正做到了这三点,才能达到降糖的目的。

运动要按部就班地开展

糖尿病患者在进行体育锻炼时,也要依照一定的程序,按部就班地进行才不会损伤身体,并能取得良好的效果。

首先,在锻炼之前,要先做好准备活动

活动关节和四肢,可以增强身体各个部位的灵活性。增加心率❷,为即将进行的较大幅度的运动做准备。

其次,在开始锻炼后,注意心率的保持

要让心率保持在一个正常水平范围,既不过快,也不过慢。

最后,每周的锻炼次数以5次为佳

每次的锻炼时间不宜少于半个小时,每周锻炼次数最好在5次以上,否则就难以取得理想的锻炼效果。

糖尿病患者不仅要避免突击式的锻炼,而且最好不要三天打鱼、两天晒网,因为这些方式都会对身体产生负面影响。

餐后2小时是运动的黄金时刻

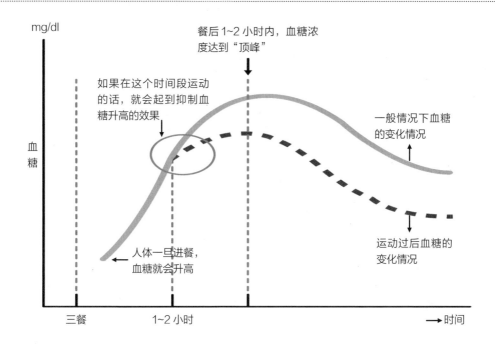

mg/dl

血糖

餐后1~2 小时内，血糖浓度达到"顶峰"

如果在这个时间段运动的话，就会起到抑制血糖升高的效果

一般情况下血糖的变化情况

人体一旦进餐，血糖就会升高

运动过后血糖的变化情况

三餐　　1~2 小时　　时间

你是运动不足的吗

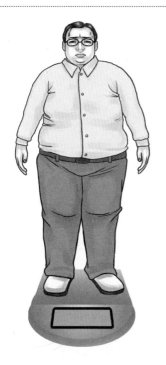

- ⬇ 最近，牛仔裤穿不进去了
- ⬇ 楼梯爬了 2~3 层，就已经气喘吁吁
- ⬇ 一天有 50% 的时间都在椅子上坐着
- ⬇ 每次坐公交车的时候，都找寻空座位
- ⬇ 就算买日用品也要开车去超市
- ⬇ 即使公司就在 5 层，也要等电梯
- ⬇ 多走一点路，就觉得腰酸背痛
- ⬇ 每逢节假日，就喜欢窝在家里

运动要怀着愉悦的心情进行

运动疗法是要伴随糖尿病患者一生的，所以我们要在平时的生活中找寻到属于自己的原动力。为了能让运动持久保鲜，我们需要花一番工夫，试着找出避免使每天的锻炼成为一种负担的方法。

<table>
<tr><td>**本节名词**</td></tr>
</table>

❶ 太极拳

中国传统武术，每一个动作圆柔连贯，每一式都是绵绵不断，犹如太极图的拳术。

❷ 瑜伽

瑜伽是通过提升意识，帮助人们充分发挥潜能的哲学体系。

计划+兴趣是提高运动积极性的两大因素

有些糖尿病患者，为了控制病情，起初还能够坚持一段时间，但是之后，兴趣就会减少，然后逐渐放弃运动。那么，对这些不爱运动的糖尿病患者，如何才能够保持运动的积极性呢？

首先，患者应该根据自己的实际情况，列出每天的运动计划，然后严格监督自己去执行。

其次，把居住在同一地区的糖尿病患者组织起来，结伴运动，这样能够相互鼓励、相互督促，有助于患者将运动坚持下去。

最后，将自己感兴趣的活动结合起来，让锻炼变得丰富多彩。

以下是我们为糖尿病患者列出的一周锻炼计划，供广大糖尿病患者参考：

						一周运动计划	
时间	周一	周二	周三	周四	周五	周六	周日
早上	太极拳❶	慢跑	太极拳	慢跑	跳操	做家务	
中午							购物
晚上	散步	散步	慢跑	散步	散步	瑜伽❷	打羽毛球

在生活中找到运动的窍门

糖尿病患者在从事体育锻炼时，早晨可以选择一边听新闻一边蹬健身车。如果工作单位离家不远，那么可以骑自行车或者步行上班，尽量不坐车，也不骑电动车或开车。

如果上班的地方离家比较远，那么，可以坐一段公交车后步行一段路程。总之，不要总是坐着，而要经常站着或者多走动。

多爬楼梯，也不要总是乘电梯。每天午饭后，要坚持出去散散步，在家里操持家务的时候，应该将各种姿势的家务活交叉进行。在家里要尽量少看电视，最好能够找到一种可以与家人或者朋友共享的运动方式。

我运动，我快乐——运动疗法降糖三大要点

选择一双适合自己的鞋

　　一双合脚的鞋，不仅不会给双脚带来负担，反而能够缓解疲劳。特别是患有糖尿病足的患者，一定要选一双合脚的鞋子，并在运动之前要事先检查好。

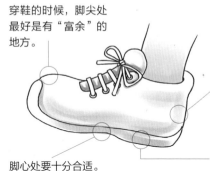

穿鞋的时候，脚尖处最好是有"富余"的地方。

脚后跟处是要将双脚固定在鞋内的，切不可出现"不跟脚"的情况。

脚心处要十分合适。

鞋底部位，鞋跟要有很好的减震效果，并且薄厚得当。

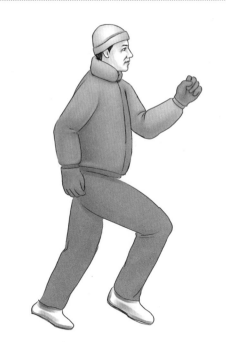

冬天运动时要多穿些，一旦出汗，要及时脱衣。

服装的选择：要根据季节，适当增减

　　服装的选择首先就是要遵循"舒适第一"的原则。此外，天气寒冷的时候穿保暖性较强的，而天气热的时候，则要选择透气性和吸水性好的。

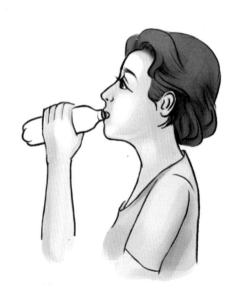

虽是运动饮料，但也或多或少含有糖分，因此建议糖尿病患者多喝矿泉水为好。

水分补给要及时

　　出汗，是体内水分流失的表现。糖尿病患者很可能因身体脱水而造成昏迷，所以在运动前后，补水都是必不可少的。

准备活动
轻松开启"降糖之路"

　　不管是选择慢跑还是散步，在进行各类体育运动之前，准备活动都是必不可少的。这是因为突然间的能量消耗会造成肌肉或者关节的损伤。所以我们在进行各类体育活动之前，为了不给自己的身体造成伤害，还是要将各处的筋骨伸展开。

本节名词

❶ 肌红蛋白

　　由 153 个氨基酸残基组成，是肌肉中运载氧的蛋白质。

❷ 中枢神经

　　是神经系统的重要组成部分，由脑神经节、神经索、脑、脊髓及它们之间的连接部分组成。

❸ 静脉回流

　　体循环中静脉管输送血液后流回右心房的过程。

准备活动令血红蛋白活性增加

　　准备活动可以提高中枢神经系统的兴奋性，并且可以使体温在短时间内迅速升高。体温升高最直接的效果就是可以促进血红蛋白和肌红蛋白 ❶ 的活性，制造出更多的氧，以便于增加肌肉的氧供应。另一方面，体温升高还可以增加各类酶的活性，从而提高物质的代谢水平。

克服内脏惰性，从运动前10分钟入手

　　准备活动能够在中枢神经 ❷ 的某个位置留下一个兴奋点，这个点可以在运动过程中令神经系统一直处在兴奋的最佳状态；并且能够克服内脏功能的惰性，从而加快机体新陈代谢的水平。但是这个兴奋点所作用的时间仅能控制在 45 分钟左右。

整理运动将身体带回"安静状态"

　　除了运动之前的准备活动之外，运动之后的放松练习也是必不可少的。放松练习也就是我们平常所说的整理运动，它不仅可以缓解肌肉因运动而产生的张力，还可以促进血液循环，在最短的时间内消除身体疲劳。

　　事实上，运动带来的生理变化，并不是随着它的结束而终止的。运动虽然结束了，但内脏器官还在"继续工作"。如果不做整理运动就突然停下来，就会造成氧的缺失，从而影响静脉回流 ❸，以至于出现心脏血液输出量减少、血压降低、暂时性脑缺血等情况。

　　整理运动的内容以深呼吸运动和放松运动为主。一般有走步、慢跑、伸展运动、放松的小游戏等，其形式应该是多种多样的。

　　所以，无论是事前的准备活动，还是事后的整理运动，我们都要坚持一个标准，那就是：慢中求稳。切莫因操之过急而给身体带来不必要的损伤。

令运动效果加倍的身体柔韧体操

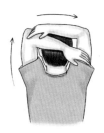

拉伸身体两侧、肩部周围的关节

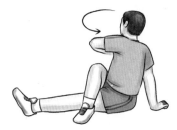

拉伸骨盆、腰部周围肌肉

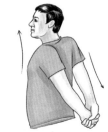

拉伸胸部及肩关节周围的肌肉

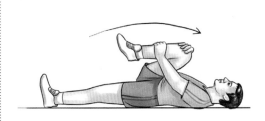

活动膝关节，拉伸大腿肌肉

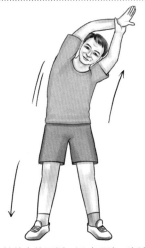

拉伸身体两侧，活动手腕、脚腕

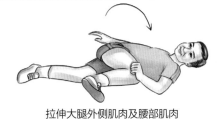

拉伸大腿外侧肌肉及腰部肌肉

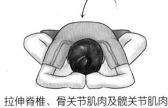

拉伸脊椎、骨关节肌肉及髋关节肌肉

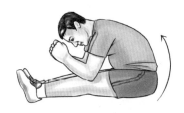

拉伸大腿内侧肌肉

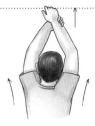

拉伸肩部周围肌肉

每天运动半小时有助于降糖

运动，就是在不断探究"多大的强度最适合""多长时间能看见效果"等问题。而对糖尿病患者而言，更重要的却是多长时间的运动既不会给身体带来负担，又能对血糖控制起到积极的作用。

本节名词

❶ 脉搏

脉搏是指动脉的搏动，身体健康的成年人在安静时每分钟的脉搏为 70~75 次。

每天30分钟，与糖尿病并发症说再见

根据美国学者的最新研究，患有 2 型糖尿病的患者，如果经常从事体育运动，那么其死亡率远远比那些不爱运动、经常久坐的 2 型糖尿病患者低。我们如果每天能够坚持运动 30 分钟，那么就能够维持或者提高身体的健康水平，减少糖尿病并发症的风险，降低死亡率。

合理的运动组合在30分钟内完美呈现

对糖尿病患者来说，运动的原则是：规律、适当、安全、长期，并且运动量要由小到大渐进。

尽管糖尿病患者极其需要参加体育运动，但是在运动过程中，他们也必须遵循"量力而行，持之以恒"的原则。对糖尿病患者来说，不是任何一种运动都有利，也不是运动时间越长越好。

所以，糖尿病患者在进行体育锻炼时，合理安排好 30 分钟的运动计划就显得尤为重要了。

运动前：15分钟的准备活动

例如伸伸腰、踢踢腿、慢走，都可以达到活动全身肌肉和关节的效果，这是为了避免在运动中出现肌肉拉伤。

运动中：5~10分钟的运动项目

一般来说，在刚开始时运动时间不宜过长，坚持一个月后可以逐渐延长到 20~30 分钟。

运动后：5~10分钟的整理运动

运动突然停止很容易发生晕厥、心律不齐等情况。老年糖尿病患者血液循环系统适应能力差，对此更要警惕。

脉搏数——合理运动强度的保障

合理的运动强度可以通过每分钟的脉搏 ❶ 数计算出来。所以糖尿病患者在运动的同时，除了必要的运动记录外，脉搏的测量也是非常重要的。一旦觉得很累或是在运动之中身体出现不良反应，就应该立刻停下来，测一测我们的脉搏。

在脉搏的跳动中读懂运动强度

运动时的心跳数

50 岁以下的中年人

1分钟内100~120下

脉搏的测量方法

将食指、中指、无名指放在另一只手的桡动脉上。

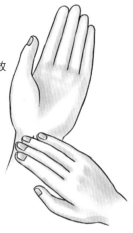

50 岁以上的中老年人

1分钟内100下

运动目标以"略微有些疲惫"为佳

如果累得连一句话都说不完整了，则代表运动强度过大。

1. 运动刚刚结束的 10 秒钟内，按左侧所画图的方法进行测量脉搏。

2. 用 10 秒钟的脉搏跳动次数乘以 6，估算出 1 分钟内的脉搏情况。

运动中出现不适应立即停止

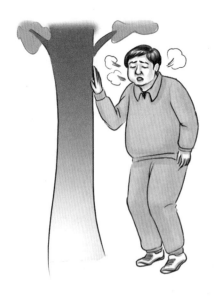

运动不适时有以下几种表现

⬇ 突然间心跳加快，脉搏跳动加剧

⬇ 胸口有"锥子"刺般的疼痛

⬇ 头晕眼花

⬇ 疲劳感难以忍受

⬇ 有很强的饥饿感，头顶冒冷汗，浑身打哆嗦

⬇ 关节和肌肉有明显的疼痛感

175

散步
简单易行的运动疗法

想要达到运动降糖这个目标，就要坚持每天进行有氧运动。有氧运动可以同时消耗体内的脂肪和葡萄糖。在运动过程中，人体吸入的氧气与需求量是相等的，并且能够在生理上取得平衡。

本节名词

❶ 水中散步法

水中散步法即水中步行，它对肥胖、腰痛的糖尿病患者最为安全有效。

❷ 赤足散步法

即赤足散步，是对脚趾、脚心的一种全面按摩运动。

每日一万步——小目标大疗效

无法选择合适的运动项目或是因工作繁忙导致作息时间紊乱的人，建议采用"每日一万步"的快走方法。

说到每日一万步，很多人可能会觉得运动量太大了，其实尝试一下，你就会意外地发现达到这个目标并非一件难事。据调查，普通人一天的步行量是3000~4000步，而一万步只不过是平日的2~3倍，我们完全可以通过步行往返公司、购物等方式，轻松达到这个目标。

而说到快走，它可以称得上是一种全身运动。它是在氧气供应充足的情况下进行的有氧运动，是一种最适合糖尿病患者的运动方式。因为不需要任何特殊的道具和设备，所以能令糖尿病患者轻松地坚持下去。

散步——安全、简便、持久的运动疗法

实验证明，饭后散步对控制血糖是一种最安全，最能令患者持久的运动疗法。如果以每小时3000米的速度步行，那么每分钟就要走90~120步，机体代谢率可提高48%。这对糖尿病患者控制血糖是十分有益的。

散步的种类有很多，除了刚才提到的快速散步法之外，像水中散步法❶、摩腹散步法、赤足散步法❷，都是糖尿病患者不错的选择。

特别是摩腹散步法，孙思邈在《千金方》中曾提到过"少食饱行百步，常以手摩腹数百遍，……则益人无百病"。现代医学认为轻松地散步和腹部按摩可以改善糖尿病便秘等情况。

舒适的鞋是运动降糖的"助推剂"

提到走路运动时的注意事项，首先就是要准备一双合脚的鞋。高跟鞋会对双脚造成负担，而穿着皮革硬的鞋走路不舒服，不能长久坚持。除此之外，散步时还应摆正姿势，迈大步伐，如果能做到边散步边计算步数，则能够很容易从中感到满足感。

益于健康的步行方法

找寻一种令身心愉悦的速度
略微快地，有节奏地行走

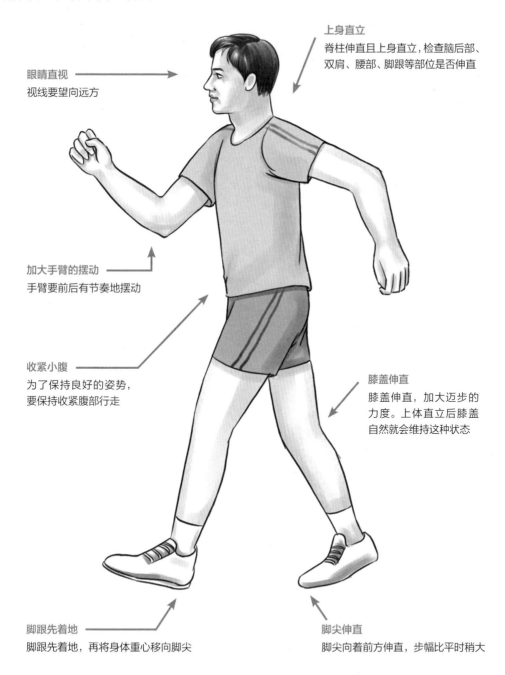

上身直立
脊柱伸直且上身直立，检查脑后部、
双肩、腰部、脚跟等部位是否伸直

眼睛直视
视线要望向远方

加大手臂的摆动
手臂要前后有节奏地摆动

收紧小腹
为了保持良好的姿势，
要保持收紧腹部行走

膝盖伸直
膝盖伸直，加大迈步的
力度。上体直立后膝盖
自然就会维持这种状态

脚跟先着地
脚跟先着地，再将身体重心移向脚尖

脚尖伸直
脚尖向着前方伸直，步幅比平时稍大

有氧运动为主，无氧运动为辅

　　运动后血糖改善的状况在 72 小时之后就会消失。因此，要想取得理想的效果，每日必须运动 2~3 次（每周在 5 次左右）；不能只偏重于一项运动，要将若干种运动相结合。

本节名词

❶ 骨质疏松症
　　Osteoporosis，指单位体积内骨组织量减少的代谢性骨病变。

有氧运动和无氧运动，合理调配是关键

　　运动有多种类型，大体可分为"伴随身体移动的运动"和"身体保持静止，只是肌肉活动的运动"这两种。"伴随身体移动的运动"是在氧气供应充足的情况下进行的，因此被称为"有氧运动"。而腹肌锻炼、俯卧撑、投掷等这些在相对静止的状况下进行的运动，被称为"无氧运动"。

　　糖尿病患者应该更多地以有氧运动为主，例如：快走、慢跑、游泳、骑自行车、做韵律操、跳绳等都是符合要求的。而无氧运动只需在整个运动疗法中占到 5% 左右就可以了，并且在运动时要尽量防止摔伤和骨折。运动可有效预防骨质疏松症 ❶。

运动强度是把握有氧运动的重点

　　一般来说，运动量可以分为轻度、中度和强度三大类。

轻度运动

　　包括散步、干家务活、步行、打太极拳、骑自行车等。每次的运动时间可以长达 20~30 分钟。

中度运动

　　有慢跑、快步走、上下楼梯、钓鱼、做老年体操等，每次的运动时间可以持续 10 分钟左右。

强度运动

　　有跳绳、长跑、爬山等运动，每次的运动时间可以持续在 5 分钟左右。

　　对于患有糖尿病的中老年人，一般适合轻度和中度运动。每天活动 2~4 次就能够达到锻炼效果。轻度运动每日 2~3 次，每次大约锻炼 30 分钟。中度运动每日 1~2 次，每次大约锻炼 20 分钟。运动强度要从小到大，循序渐进。在运动之初，要进行小负荷的适应性锻炼，随着身体对运动的适应，逐渐加大运动强度和运动量。

日常运动中每分钟消耗热量一览表

散步（缓慢）
0.13kcal

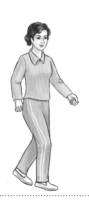

慢跑（匀速）
0.12kcal

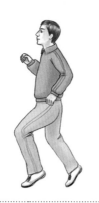

韵律操（普通）
0.08kcal

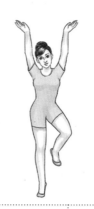

爬楼梯
0.09kcal

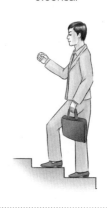

保龄球
0.06kcal

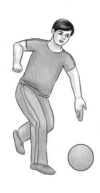

交谊舞（平均）
0.13kcal

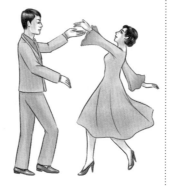

骑自行车
0.08kcal

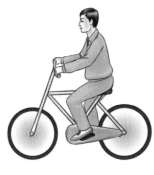

体操（轻缓）
0.05kcal

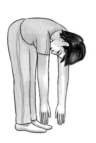

乒乓球
0.11kcal

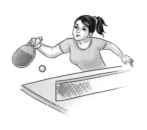

游泳
0.37kcal

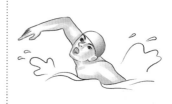

降糖要选择合适的有氧运动

运动量，即运动所消耗的热量，因运动的种类不同而各不相同，要消耗 1 单位（80kcal）的热量所必需的运动时间也不一样。例如，广播体操要连续做 20 分钟才可消耗 1 单位的热量（即80kcal）。

有氧运动的开展离不开医生

运动可促进肌肉中葡萄糖的消耗，降低血糖值。胰岛素分泌不足或作用有缺陷的人也可通过运动有效地利用葡萄糖。即糖尿病患者在进行饮食疗法的同时进行运动疗法，可以有效抑制饭后血糖的上升，使之维持在平稳的状态。

若是正在接受饮食疗法的患者过量运动，或在注射胰岛素后运动，都有可能会引起低血糖的发生。所以运动疗法开始之前要主动与医生商量，决定运动的种类后再开展。

将消耗80kcal作为运动降糖的初级目标

运动中所消耗的热量，是与运动强度密切相关的。我们在选择运动项目的时候要以消耗 80kcal 为目标，这样才有利于长期地将运动坚持下去。

下面，我们列出了每一项运动平均消耗 80kcal 所需要的时间和强度。每项运动强度越大，花费的时间就会相对越少。

运动强度	运动项目	运动时间	消耗热量
最低强度运动	散步、做家务、打太极拳、开车购物	约 30 分钟	80kcal
低强度运动	跳交谊舞 ❶、下楼梯、骑车、打台球	约 20 分钟	80kcal
中等强度运动	平地慢跑、溜冰、做广播操、上楼梯、划船、打羽毛球	约 10 分钟	80kcal
高强度运动	跳绳、游泳、举重、打篮球	约 5 分钟	80kcal

所以，对糖尿病患者来说，最好的运动项目要能够方便控制强度，有利于全身肌肉运动，并且不受条件、时间、地点的限制；既要符合自己的爱好，又要操作性强，便于患者长期坚持，易于达到控制病情的目的。

每千克体重每分钟消耗热量一览表

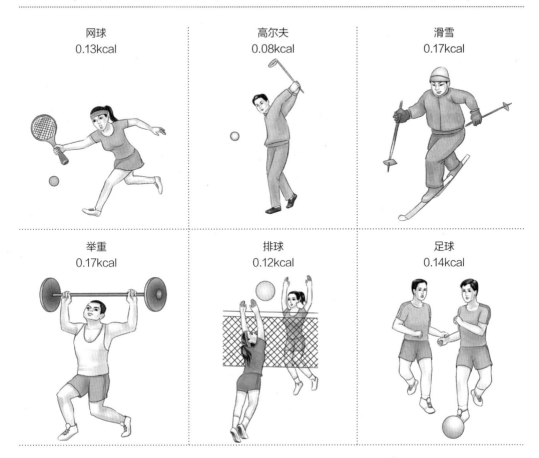

| | 网球 0.13kcal | 高尔夫 0.08kcal | 滑雪 0.17kcal |
| 举重 0.17kcal | 排球 0.12kcal | 足球 0.14kcal |

其他

步行	匀速	0.05kcal	游泳	自由泳	0.20kcal
	快走	0.08kcal		仰泳	0.16kcal
慢跑		0.16kcal	羽毛球		0.13kcal
登山		0.12kcal	滑冰		0.14kcal
门球		0.05kcal	柔道		0.13kcal
健美操		0.08kcal	篮球		0.14kcal

能量的消耗与自身体重和所花费的时间息息相关，所以我们可以通过下面这个公式来计算日常消耗的热量。

能量（kcal）= 总能量（kcal）- 消耗量（kcal）× 体重（kg）× 所消耗的时间（分钟）

零散时间里运动，降糖乐趣多

随着工作压力的不断增大，糖尿病患者的年龄也逐渐趋于年轻化。毫无规律的生活，欧美化的饮食结构，令许多患者即使想要通过运动控制自己的血糖，也只能是"纸上谈兵"，毫无进展。所以在零散的时间内控制血糖就成为糖尿病患者的一大难题。

本节名词

❶ 通勤

通勤指从家中前往工作地点的过程。

"忙"人运动的三大准则

年轻的糖尿病患者，即使是面对高强度的工作压力，也要将运动坚持到底。因为糖尿病本身并不可怕，但略微不注意，就很有可能引发一系列的并发症，从而威胁我们的生命健康。如果你是一位年轻的糖尿病患者，那么一定要谨记以下这三大准则。

1. 如果没有整块的时间，那么就要在零散的时间内增加运动的次数。

2. 将运动的机会延伸到平时的休息、娱乐中。

3. 即使在办公室，也要充分活用空闲时间。

从日常生活中挖掘锻炼机会

如果是从事体力劳动的人，自然就可以随时随地进行运动，而不用为没有"整块"的时间而烦恼。但是那些坐在办公室里整天以电脑为中心的人，要想通过运动来控制血糖，恐怕就要费些工夫了。

比如：常坐办公室的白领们，即使是坐在椅子上，也可以通过简单的伸展练习来达到运动的目的；如果你所在的公司位于大厦的高层，那就尽量减少乘电梯的次数，多利用楼梯来上下班吧。

对上班族来说，最容易利用的莫过于每天通勤 ❶ 的时间了。提前一站下车步行至公司，或是用自行车代替私家车，甚至是将机动车开到稍远的停车场内，然后采用快走的方式步行至办公室，这些都是我们所说的在"零散"的时间中挖掘锻炼的机会。

家务劳动也是不错的选择

如果你是一位以家庭为中心的糖尿病患者，那么适当的家务劳动也可作为一种运动选择。例如擦窗户、擦地板等都是通过消耗体内热量控制血糖的方法。如果是去超市购物，完全可以采用步行的方式，这样既愉悦了身心，又达到了控制血糖的目的。

随处可见的运动方式

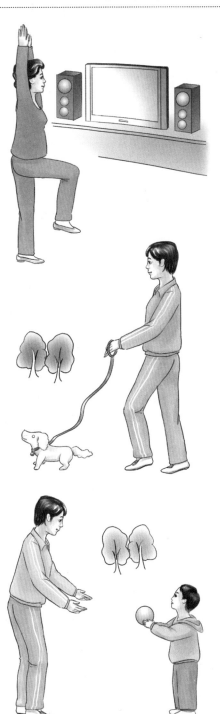

轻松的降糖方式

即使足不出户，我们也能够在家轻松享受到运动降糖的乐趣。比如说买个 DVD，跟着光盘做一做体操或是舒展运动。运动无处不在。

把每天的"遛狗"当作自己的降糖运动

如果家里养了小动物，那不妨把每天遛宠物当作自己的必做功课，只要保持好正确的姿势，那么效果一定是显著的。

和孩子们一起玩

如果家里有小孩，那么就利用周末的时间和孩子们一起到公园转转吧！孩子们因为年龄小，所以精力很充沛。但是老年人切记不要过于勉强自己。

老年人
要慎重看待自己的体质

人步入老年后，身体各个器官的功能都会逐渐衰退，尤其是肥胖的中老年糖尿病患者，往往都有不同程度的并发症，所以在为老年糖尿病患者制订运动处方时，更要注意安全性。

本节名词

❶ 癫痫

Epilepsy，大脑神经元突发性异常放电，导致短暂性的大脑功能障碍的一种疾病。

❷ 肺气肿

支气管远端的气道弹性减退，过度膨胀、充气等病理现象。

2型糖尿病患者"慢中求稳"是原则

患有2型糖尿病而且身体肥胖的老人，由于他们不能够快速收缩肌肉，往往因肌肉力量不足，造成活动和平衡能力减弱。

根据澳大利亚的一项对糖尿病患者的研究，在患有2型糖尿病的肥胖老年人中，其肌肉力量和速度与活动和平衡能力有着非常明显的联系。由于肌肉力量不足、肌肉速度较慢，这些患者的平衡能力与活动能力都被大大削弱。这项研究还表明，患有2型糖尿病的肥胖的老年人，更适合从事低强度的体育运动。如打太极拳、跳音乐轻缓的健美操等，这些轻缓适度的体育项目，有助于他们病情的稳定和恢复。

徒步下山——一劳永逸的降糖方法

徒步下山也就是我们所说的爬山。有一位奥地利专家曾在阿尔卑斯山上进行过一项研究，其结果表明：爬山可降低人体内的血糖含量，它不仅可以降低糖尿病的发病概率，还可削弱糖尿病对人体的影响。因此，由于过度肥胖而无法正常锻炼的人可以试着采用这种方法来控制自己的血糖。

但另一方面，老年人大都腿脚不灵便，视力不太好，选择爬山的话，一定要量力而行。注意以下事项，切记不要过度勉强自己！
1. 心脏病、癫痫❶、眩晕症、高血压以及肺气肿❷患者不要爬山。
2. 冬天没有太阳就不要爬山。
3. 爬山过程中有明显气喘时最好立刻停止。

爬楼不是爬山的"替代品"

有人认为，爬楼梯和爬山都是一步步登台阶，其运动效果是可以互相替代的。其实不然，由于运动负荷以及适合人群的不同，当没条件爬山时也不能用爬楼梯替代。因为楼梯的垂直角度大，爬楼梯时上升、下降的速度快，会令糖尿病患者的运动负荷相对增大。

逞强只会给身体带来损害

老年人要谨防跌倒和摔伤

　　老年人在有障碍物或者是路面高低不平的地方，很容易因重心不稳而摔倒。所以为了避免摔倒造成骨折，就一定要万分注意。

　　老年人若是因不注意而摔倒，一定要卧床休息。

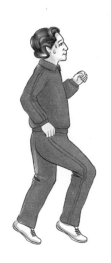

"我觉得自己还可以"是危险信号

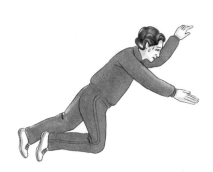

　　如果是经常运动的年轻人，那么对自己的体能充满自信是可以理解的，但如果是上了年纪的老人，在运动的时候就要三思而后行。

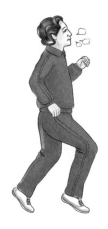

老年人在运动的时候，要有节制；不要总把自己"困"在屋子里

　　人上了年纪，就变得不爱出家门了。这对老年糖尿病患者来说可不是一件好事。

　　即使自己不爱运动，也不能总"困"在屋子里，呼吸下新鲜空气对疾病的治疗也会起到积极作用。

　　如果和自己的朋友一起运动，在不自觉间也能延长运动时间。

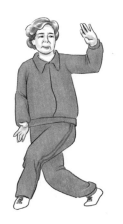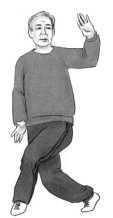

老年人的室内降糖运动

老年人在进行运动疗法时，为了不给身体带来任何负担，要特别地小心。人一旦上了年纪，血管和骨头就会变得很脆弱，身体的活动也很不灵便，如果没有意识到这些而去做与年轻人一样的运动，不仅不能长时间坚持，而且很容易受伤。

本节名词

❶ 鱼王式
　　一种难度较大的瑜伽姿势。

❷ 蝗虫式
　　结合了臀肌、腰肌、背肌等，因肌肉缺乏力量而必须配合呼吸的瑜伽动作。

❸ 屈腿式
　　可以拉伸胫骨、肋骨，紧致肌肉，改善腰、腿的血液循环的一种瑜伽姿势。

足不出户的降糖运动——毛巾瑜伽

瑜伽是一种能帮助我们协调身体的行之有效的体系。它可用于治疗各种身心疾病。

它最大的特点就是具有实践性、科学性和逻辑性。瑜伽，不仅男女老幼都可以练习，而且对人体也没什么太多的要求。

老年人在运动中为了避免身体损伤，就要选择慢走或是瑜伽这种低强度的项目，它们在速度上不要求过快，对身体的柔韧性也没有特殊的规定。

近年来，中老年人也慢慢地接受了这项运动。此外，中老年人还自创了一种足不出户的瑜伽锻炼方式——毛巾瑜伽。它的原理是用一条毛巾帮助你较好地完成瑜伽的大部分姿势练习。有了毛巾的辅助，可以让我们觉得自己的手臂和腿部在延长，同时也增添了信心，既保证了糖尿病患者平时锻炼所要求的强度，又确保了老年人的安全！

12种瑜伽姿势帮助血糖平稳过渡

在瑜伽练习中，以下这12种姿势可以帮助老年糖尿病患者促进体内胰岛素的分泌，改善胰腺功能。它们分别是：鱼王式 ❶、仰卧式、蛇式、蝗虫式 ❷、屈腿式 ❸、骆驼式、前屈伸展式、反弓式、船式、半侧式、祈阳式、睡雷式等。

而在进行瑜伽练习时，最好穿宽松、舒适的运动服。要尽量选择安静、干净、舒适、通风的场地，避免在太凉、太热的地方或在太阳的直射下练习。练习瑜伽的最佳时间是清晨或傍晚。这是因为早晨起来人的身体略有些僵硬，这时可以从简单的姿势开始，练完后可使人一天都处于良好的精神状态中。傍晚时身体较早晨灵活得多，瑜伽姿势会做得比较好，这时练习可消除一天的疲劳。

老年人的运动体操——毛巾瑜伽&座椅操

毛巾瑜伽

将毛巾缠在手腕上

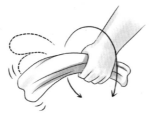

双手握住毛巾两端，胳膊向上升，双脚叉开与肩同宽

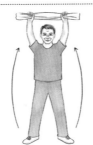

两手拉直毛巾

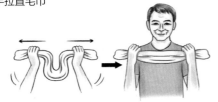

像搓澡一样左右拉动

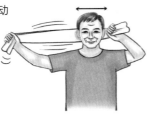

像搓澡一样上下拉动

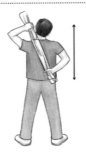

座椅操

双手、双脚伸直

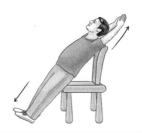

两手交叉放于头部，背部向上伸

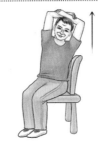

两腿交替上抬
（保持数秒后再放下）

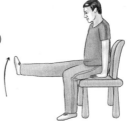

胳膊伸平后上举

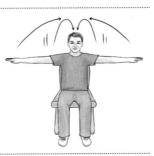

胳膊由后向前，再由前向后转动。

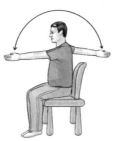

注：每节体操每天各做 7~8 次。

儿童糖尿病患者的运动计划书

儿童糖尿病（juvenile diabetes）是指处于15~20岁年龄段的人发生的糖尿病。儿童糖尿病的早期症状为小便后出现遗尿 ❶ 现象。临床上的症状主要体现为多尿、多食、体重骤降、疲乏无力、消瘦。

本节名词

❶ 遗尿

睡眠或昏迷中不自觉地发生排尿的表现，或在非睡眠状态或清醒状态时不自觉地将尿液排出体外。

胰岛素治疗不会影响儿童糖尿病患者的正常发育

儿童糖尿病绝大多数是"1型"，这样的孩子终身都需要使用胰岛素进行治疗。所以，在胰岛素被发明之前，凡是患上了糖尿病的儿童，其结局往往都十分悲惨。很多孩子都是在糖尿病酮症酸中毒（具体见40页）或者感染后，因无药可治而死亡。因此，胰岛素的发明，拯救了无数生命。

然而，和患有糖尿病的成年人不一样，身体正处于生长发育阶段的孩子在日常饮食中需要大量营养，可他们的病情却又要求控制饮食，这无疑是矛盾的，所以儿童糖尿病患者的治疗具有复杂性。

儿童糖尿病发展的两大阶段

临床医师们曾经发现：

出生于20世纪50年代的糖尿病患者，普遍生长发育迟缓

这类人群的特点是：个子矮小，女性患者的乳腺发育和月经来潮都比正常人晚。医生们发现，当时在治疗糖尿病患儿的过程中，一方面对1型儿童糖尿病的治疗经验欠缺，另一方面就是胰岛素的供应严重不足。

出生于20世纪70年代的患儿，往往在80年代或更晚的时期才患上糖尿病

此时，医生们对治疗糖尿病的临床经验已经相当丰富，胰岛素也不再供不应求，所以，在这个时期患上了糖尿病的孩子，其生长发育基本上不受什么影响。

而作为家长，我们应该在孩子的哪个年龄阶段，教会他什么样的必要知识呢？

孩子在7、8岁时，家长应该教会他们学习自测血糖和尿酮体。一边学习自测血糖，一边积极帮助孩子认识和了解合理饮食的重要性。

随着孩子年龄的不断增大，家长还应该逐步教会孩子如何正确地抽取胰岛素，按时给自己打针，以及懂得更多有关糖尿病的防治知识。

自我检测——您是造成孩子运动不足的杀手吗

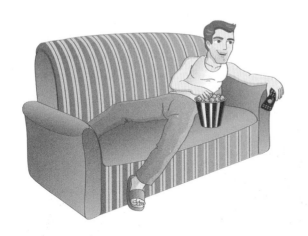

- ⬇ 在周末为孩子安排了很多的课外班
- ⬇ 总是说带孩子出去玩，却迟迟不肯动身
- ⬇ 带孩子出去玩的时候，总是选择开车
- ⬇ 对孩子看电视不管不顾
- ⬇ 不让孩子参与家务劳动

父母是孩子最好的老师
——让孩子养成运动的好习惯

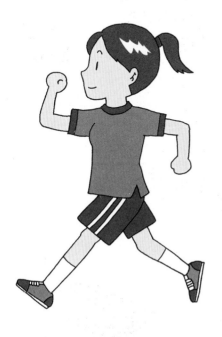

多鼓励孩子参加学校活动

如果您的孩子还未出现糖尿病综合征，那么就多鼓励他参加课外活动吧！但前提是要求父母不要将自己的意志强加给孩子。

多让孩子活动身体

如果孩子一回家就盯着电视或是一味地玩游戏，那么对身体造成的危害是显而易见的。多让孩子做些力所能及的家务，可以对疾病的控制起到积极的作用。

多让孩子出去活动

如果自己的孩子很腼腆，不爱和小朋友玩，那么作为家长的我们就要主动去和他建立朋友的关系，增加他平时的运动量。

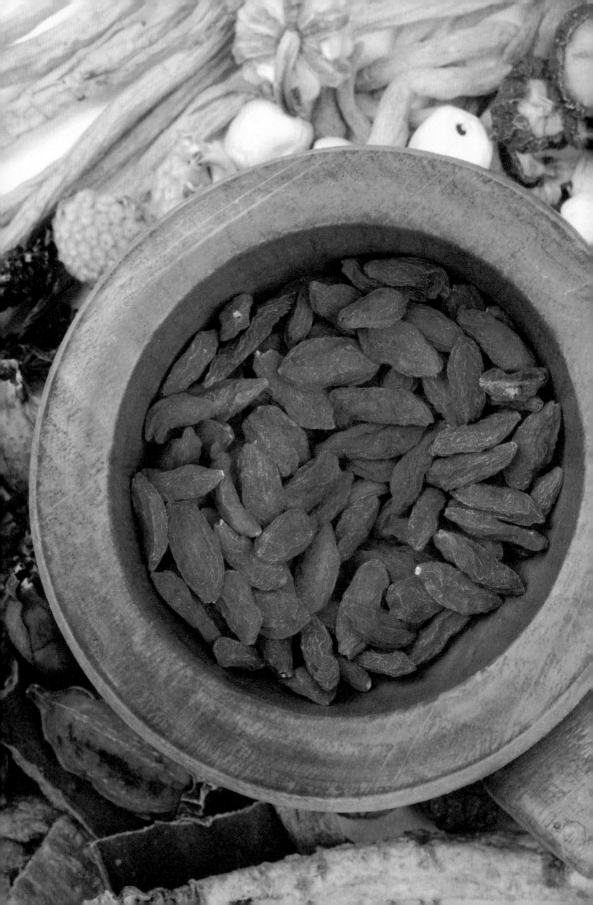

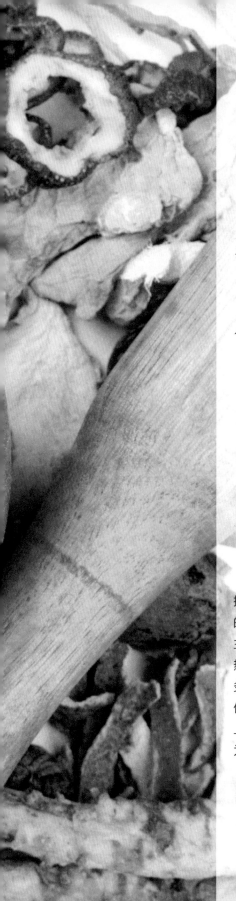

第七章

糖尿病患者的
中医处方

　　本章主要介绍的是糖尿病的中医疗法，如按摩疗法、拔罐疗法、艾灸疗法、刮痧疗法等。按摩主要是通过不同的手法对人体的经络穴位进行刺激的一种物理疗法。拔罐主要是以罐为工具，使之吸附于经络穴位处，从而产生温热刺激，达到治疗目的。艾灸是一种使用燃烧后的艾条悬灸人体穴位的中医疗法。刮痧是通过手指、刮板来开泄人体皮肤毛孔，达到排除病邪、祛病强体的疗效之法。除以上疗法之外，我们在本章还介绍了一些古代名方及药膳，为治疗糖尿病并发症提供了多种选择。

经络养生
拔罐降糖

拔罐疗法，又称"火罐气""角法"。它是一种以杯罐作工具，借助热力排去其中的空气以产生负压，使其吸着于穴位皮肤或患处，通过吸拔和温热刺激等，造成人体局部发生淤血现象的一种治疗方法。

本节名词

❶《五十二病方》

这是我国现知的最古老的医学方书，现存医方总数283个，用药达247种。

❷《肘后备急方》

是我国第一部临床急救手册；中医治疗学专著，共8卷，70篇。

源远流长的拔罐疗法

拔罐疗法，在中国有着非常悠久的历史，因为古人常以兽角做罐治病，所以该法又被称为"角法"。考古发现表明，早在西汉时期，中国就有了拔罐疗法。在湖南长沙马王堆汉墓中出土的《五十二病方》❶中，就有以兽角治疗疾病的记载。

东晋医学家葛洪著的《肘后备急方》❷里，也有角法的记载。唐代王焘著的《外台秘要》一书中，也曾介绍使用竹筒火罐来治病，如文内说："取三指大青竹筒，长寸半，一头留节，无节头削令薄似剑，煮此筒子数沸，及热出筒，笼墨点处按之，良久，以刀弹破所角处，又煮筒子重角之，当出黄白赤水，次有脓出，亦有虫出者，数数如此角之，令恶物出尽，乃即除，当目明身轻也。"唐代太医署还将"角法"单列为一门学科，学制三年，从理论、操作和临床等方面形成比较完整的医学体系。从以上介绍的情况来看，我国晋、唐时代就已非常流行用火罐疗病了。

唐代以后的医家们，不仅继承了先人的成果，而且还进一步发展了拔罐疗法，使之发挥出了更大的作用。比如清代著名医药学家赵学敏曾用拔罐疗法治疗风寒头痛、风痹、腹痛等症。

拔罐疗法的中医作用机理

中医认为，人体内存在一个经络系统，它们遍布全身，将人体内外、脏腑等各个组织器官联系成一个有机整体，并借以运行周身气血，营养全身。当经络系统当中的某一部分遭到破坏时，整个系统就会受到影响，疾病因此产生。而拔罐疗法正是在经络气血凝滞或空虚时，通过对经络穴位的吸拔作用，从而引导经络中的气血输布，使衰弱的脏腑器官得以亢奋，恢复功能，从而赶走疾病。

中医之拔罐方法展示

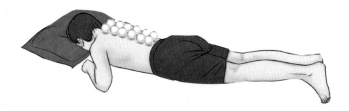

密排罐法

这种方法多用于身体强壮的年轻人。

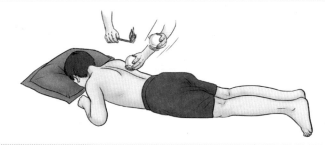

闪罐法

这种方法的兴奋作用较为明显，适用于肌肉萎缩等症状。

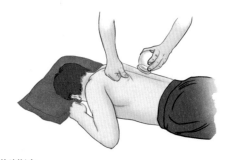

指罐法

此法需要先用手指按穴位或按揉患部再拔罐。

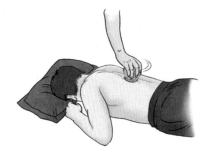

摇罐法

用手指对留在皮肤上的罐具进行有节奏的摇动。

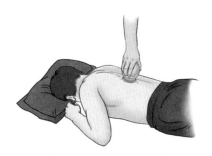

提罐法

通过肌肤的上下移动，可以震荡与之相应的内脏，增强其功能。

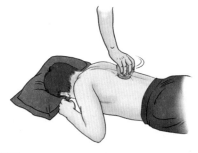

转罐法

通过增大对所留罐具的旋转力量，达到促进血液循环的目的。

拔罐取穴与治疗方法

糖尿病患者取穴技巧及按摩——足三里穴

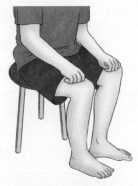

身体端坐，屈膝成 90°

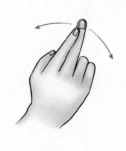

中指折叠法

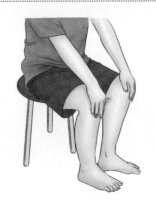

手心对髌骨（左手对左腿，右手对右腿），手指朝下，无名指端处为该穴

拔罐降糖——治疗方法

单纯火罐法

所选穴位　肺俞、脾俞、三焦俞、肾俞、足三里、三阴交、太溪。

治疗方法　让患者取俯伏位，采用单纯火罐法将罐吸拔在穴位上，留罐 10 分钟。每日治疗 1 次。

单纯火罐法

所选穴位　肾俞、肺俞、胃俞、大肠俞、阳池。

治疗方法　患者俯卧露出背部。用单纯火罐法将罐吸拔穴位上，留罐 15~20 分钟。每次选一侧穴位，每日 1 次，10 次为 1 个疗程。

注意事项　本病患者在治疗期间要限制饮食，多食蔬菜、含蛋白质的食物及豆制品；在治疗时要注意不要让皮肤烫伤，以防感染。

足三里穴

三阴交穴

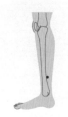

肾俞穴

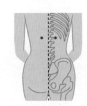

三焦俞穴

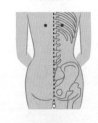

脾俞穴

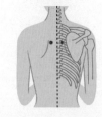

拔罐选穴与治疗方法

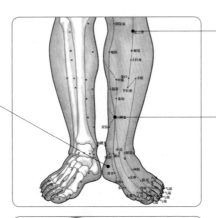

足三里穴

位于小腿前外侧，当犊鼻穴下 3 寸，距胫骨前嵴 1 横指，当胫骨前肌上。

三阴交穴

位于小腿内侧，足内踝尖上 3 寸，胫骨内侧缘后方。

太溪穴

位于足内侧，内踝后方与脚跟骨肌腱之间的凹陷处。

脾俞穴

位于背部，第 11 胸椎棘突下，旁开 1.5 寸处。

三焦俞穴

位于腰部，第 1 腰椎棘突下，旁开 1.5 寸处。

大肠俞穴

位于腰部，第 4 腰椎棘突下，旁开 1.5 寸处。

肺俞穴

位于第 3 胸椎棘突旁开 1.5 寸处。

胃俞穴

位于背部，第 12 胸椎棘突下，旁开 1.5 寸处。

肾俞穴

位于腰部，第 2 腰椎棘突下，旁开 1.5 寸处。

阳池穴

位于腕背横纹上，前对中指、无名指指缝。或在腕背横纹中，当指伸肌腱的尺侧缘凹陷处。

拔罐注意事项

拔罐前

适当饮食，不宜过饥或过饱。另外，拔火罐前要先排净大小便。

拔罐后

拔罐后不宜马上洗澡，尤其是冷水澡。

禁忌人群

孕妇、月经期女性以及高热、抽搐、痉挛或皮肤过敏者。

禁忌拔罐部位

未愈合伤口、溃疡破损处、肌肉瘦削或骨骼凹凸不平及毛发多的部位。

经络养生
按摩降糖

按摩又称推拿，古称"按硗""案杌"等，是中医中最古老的一种防病、治病的方法。它是人们在长期与自然和疾病的斗争中逐渐积累和总结的结果，早在先秦时代就有了相关记载。我国古代名医扁鹊、华佗等就运用按摩治疗过很多疾病。

本节名词

❶ 营卫

"营"是指从饮食中吸收的营养物质，有生化血液、营养周身的作用；"卫"是指人体抗御病邪侵入的机能。

❷ 俞穴

俞穴是人体脏腑经络之气输注出入的特殊部位。

按摩的功效

按摩疗法是根据中医四诊八纲辨证施治的原则，运用医者的双手（或肢体），在人体不同部位或穴位上施术，以使体内阴阳平衡，扶正祛邪，进而预防和治疗病症的一门科学。概括起来，按摩的功效主要体现在七大方面：

1. 提高机体的抗病能力
2. 调节机体的脏腑功能
3. 调节机体平衡和神经功能
4. 促进气血运行，改善血液循环，促进局部炎症和水肿的消退
5. 理筋散结，解痉止痛
6. 润滑关节，松解粘连
7. 正骨复位，恢复机体运动功能

按摩的主要手法

推法 以指、掌、拳或肘部着力于身体体表的一定穴位上，进行单方向的直线或弧形推动的方法。推法可在人体各部位使用，具有行气活血、疏通经络、调和营卫 **❶** 等作用。以推法操作时，着力部位要紧贴皮肤，用力要稳，速度要缓慢均匀。

拿法 用大拇指与食指、中指或大拇指与其他四指相对用力，呈钳形，持续而有节奏地提捏或捏揉肌肤的方法。主要包括三指拿、四指拿、五指拿三种。拿法刺激性较强，具有祛风散寒、通经活络等作用。

按法 将手指、手掌置于体表之上，先轻后重，逐渐用力向下压某个部位或穴位的方法。按法具有宁心安神、镇静止痛、矫正畸形等作用。根据施按部位的不同，一般有指按法、掌按法及肘按法三类。指按法适用于全身各部俞穴 **❷**，掌按法常用于背腰下肢，肘按法常用于背腰、臀部、大腿等肌肉丰厚部位。

按摩养生特效穴

合谷穴

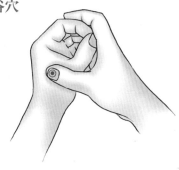

镇静止痛，通经活络，清热解表

承泣穴

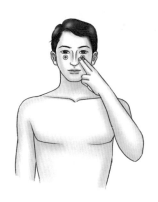

通络，止痛，明目

地仓穴

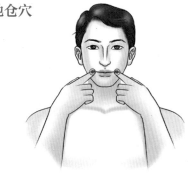

活血祛风

攒竹穴

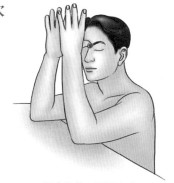

活血通络、明目止痛

百会穴

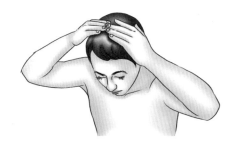

升阳举陷，益气固脱

丝竹空穴

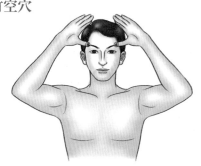

祛风通络，清热止痛

取穴——按摩降糖

糖尿病患者取穴技巧——阴陵泉

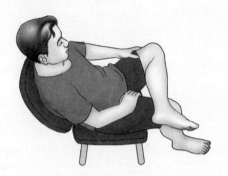

正坐，将一腿跷起，放于另一腿上

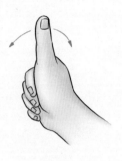

拇指按压法

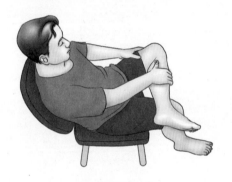

按揉拇指指尖所在膝下内侧凹陷处

对症选择适当的按摩体位

正确的按摩体位有利于按摩者对力道、节奏和着力点的掌握，从而可以针对不同病症实施最有效的按摩刺激，以达到预期的治疗及保健功效。糖尿病患者的家属可以选择适合自己的体位为家人做一些简单的辅助治疗。

站立位

按摩者自然站立，双脚左右分开或双脚前后呈弓步站立。对于胸部、腹部、背部、腰部、髋部、上肢等部位的按摩均可采用这种体位。

端坐位

按摩者正坐，屈膝、屈髋各呈90°，双脚分开与肩同宽。对于头面部、颈项部、肩部、上肢、胸部、腹部、腰部、下肢及小儿疾病等的按摩均可采用此种体位。

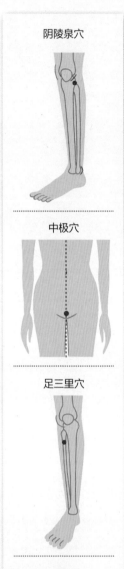

阴陵泉穴

中极穴

足三里穴

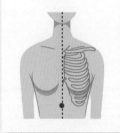

中脘穴

精确取穴——对症按摩

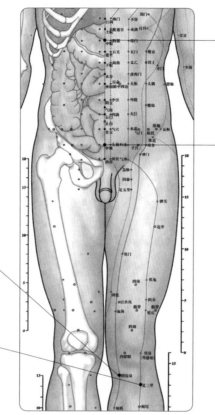

中脘穴
前正中线上，脐中上 4 寸。

中极穴
位于下腹部，前正中线上，当脐中下 4 寸。

阴陵泉穴
小腿内侧，胫骨内侧髁后下方凹陷处。

足三里穴
外膝眼下 3 寸，距胫骨前嵴 1 横指处。

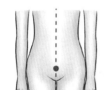

中极穴

按摩时间：1 分钟
按摩力度：★★★★

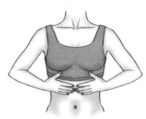

中脘穴

按摩时间：1 分钟
按摩力度：★★★

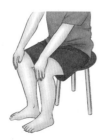

足三里穴

按摩时间：1 分钟
按摩力度：★★★★

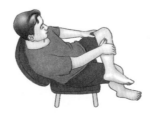

阴陵泉穴

按摩时间：1 分钟
按摩力度：★★★★

经络养生
刮痧降糖

刮痧疗法就是通过手指、刮板来开泄人体皮肤毛孔，刺激皮下毛细血管和神经末梢，疏通经络、开通腠理、流通气血、加强各种正常的调节功能，达到排除病邪、祛病强体的目的。

本节名词

❶ 痧斑

痧斑是"痧"象的一种表现。

"痧"字的由来

"痧"一方面是指病邪的痧，这里泛指由于邪气侵入人体，孔窍闭塞、经脉阻塞、气血凝滞而产生的各种头晕头痛、耳热倦怠、胸口气闷、四肢乏力、上吐下泻等症。另一方面，"痧"也是病症的表现。这类疾病的表现多是体表出现各种红紫或紫黑的痧点或痧斑 ❶。这些大多是邪气闭阻不能外达的表现。

刮痧的四大神奇功效

从现代医学的角度讲，刮痧是通过刮拭一定部位来刺激皮下毛细血管和神经末梢，促使中枢神经系统产生兴奋，以此来发挥系统的调节功能。刮痧通过刺激局部毛细血管扩张，加强循环血流量，增强人体的抗病能力。

镇痛作用

刮痧对头痛、神经痛、风湿痛等各种痛症都有良好的治疗效果。而且刮痧的镇痛作用，跟一般的镇痛剂相比，具有见效快、作用持久、不用担心产生药物依赖的优点，最大的好处是不会对肝肾造成损害。

活血化淤

刮拭局部或相应的俞穴，可调节局部肌肉的收缩和舒张。刮拭的刺激作用可使局部产生热效应，令血液的运行速度加快。

发汗解表

刮拭皮肤表面，使皮肤出现充血，这时毛细血管扩张，也就是机体的腠理已经开泄，邪气就可以从开泄的腠理中泻出。

美容排毒

在面部进行刮痧，可以使血管扩张，血流速度加快，使局部组织营养增强，促进皮肤组织细胞的生长，使体内所淤积的血液、秽浊之气得到宣泄，达到去黑、去黄气的目的，清除了面部的有害物质，就能保持面部的红润细腻。

中医之刮痧方法展示

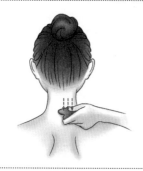

面刮法

面刮法是最常用的刮拭方法。手持刮痧板，向刮拭的方向倾斜 30°~60°，以 45° 最为普遍，依据部位的需要，将刮痧板的 1/2 长边或全部长边接触皮肤，自上而下或从内到外均匀地向同一方向直线刮拭。面刮法适用于身体平坦部位的经络和穴位。

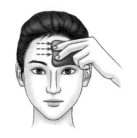

平刮法

手法与面刮法相似，只是刮痧板向刮拭的方向倾斜的角度小于 15°，而且向下的渗透力也较大，刮拭速度缓慢。平刮法是诊断和刮拭疼痛区域的常用方法。

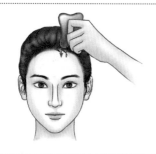

厉刮法

刮痧板角部与刮拭部位呈 90°，刮痧板始终不离皮肤，并施以一定的压力，在约 1 寸长的皮肤上做短间隔前后或左右的摩擦刮拭。这种刮拭方式主要用于头部穴位。

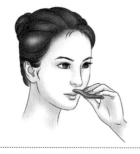

点按法

将刮痧板角部与刮拭部位呈 90°，向下按压，由轻到重，逐渐加力，片刻后快速抬起，使肌肉复原，多次反复。这种方法适用于无骨骼的软组织处和骨骼缝隙、凹陷部位。

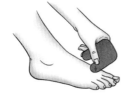

垂直按揉

垂直按揉法是将刮痧板的边沿以 90° 按压在穴区上，刮痧板与所接触的皮肤始终不分开，做柔和的慢速按揉。垂直按揉法适用于骨缝部穴位以及第二掌骨桡侧的刮拭。

中医之刮痧方法展示

糖尿病患者取穴技巧——天柱穴

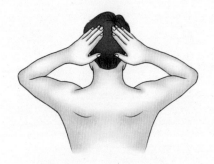

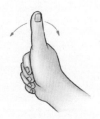

正坐双手抬起，抬肘，掌心朝前，向着后头部，指尖朝上

拇指按压法

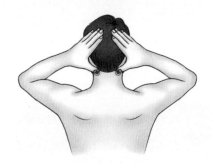

将大拇指指腹置于后头骨正下方凹处，即大筋外两侧凹陷处，按压拇指指腹所在的位置

刮痧介质的选取

　　刮痧的介质其实就是刮痧用的润滑剂，它有两方面的作用：一方面是增加润滑度，减小刮痧阻力，避免刮痧时刮伤皮肤；另一方面，刮痧润滑剂具有一定的药物治疗作用，可以增强刮痧的功效。现在比较常用的刮痧介质有以下几种：

白酒　刮痧时一般选用浓度较高的粮食白酒或药酒。多用于损伤疼痛、手足痉挛、腰膝酸软等病症。

麻油　也叫作"胡麻油""香油"。多用于久病劳损、年老体弱者及婴幼儿等的刮痧治疗。

鸡蛋清　把生鸡蛋一头磕开一个小口，将蛋清倒出。多用于热病、手足心热、烦躁失眠等病症。

刮痧油　由芳香药物的挥发油与植物油提炼、浓缩而成，具有行气开窍、祛风除湿、止痛的作用。

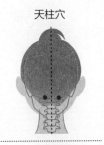

天柱穴

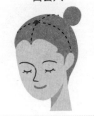

百会穴

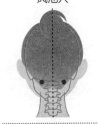

风池穴

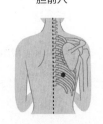

胆俞穴

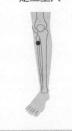

足三里穴

刮痧降糖——精确取穴

刮法	刺激程度	次数
推刮、按揉	适度	30

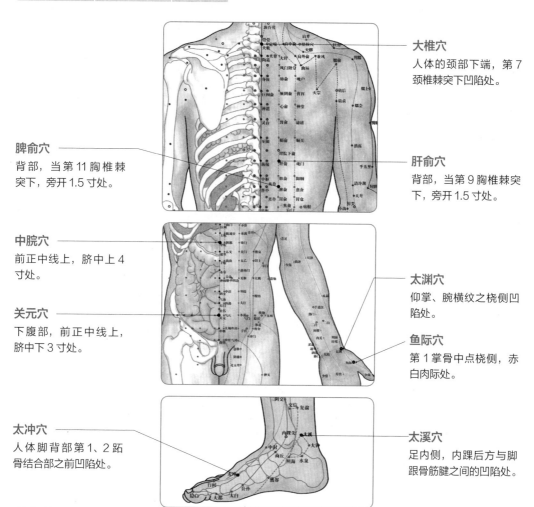

大椎穴

人体的颈部下端，第 7 颈椎棘突下凹陷处。

脾俞穴

背部，当第 11 胸椎棘突下，旁开 1.5 寸处。

肝俞穴

背部，当第 9 胸椎棘突下，旁开 1.5 寸处。

中脘穴

前正中线上，脐中上 4 寸处。

太渊穴

仰掌、腕横纹之桡侧凹陷处。

关元穴

下腹部，前正中线上，脐中下 3 寸处。

鱼际穴

第 1 掌骨中点桡侧，赤白肉际处。

太冲穴

人体脚背部第 1、2 跖骨结合部之前凹陷处。

太溪穴

足内侧，内踝后方与脚跟骨筋腱之间的凹陷处。

刮痧禁忌

禁刮病症

严重贫血、破伤风、心脑血管病急性期、肝肾功能不全。

禁刮部位

皮肤破损溃疡、未愈合的伤口、肝硬化腹水者的腹部、眼睛、耳孔、鼻孔、舌、口唇、前后二阴、肚脐。

禁刮人群

久病年老的人、极度虚弱的人、极度消瘦的人。

禁刮情况

醉酒、过饥、过饱、过渴、过度疲劳。

经络养生
艾灸降糖

　　艾灸是一种使用燃烧后的艾条悬灸人体穴位的中医疗法。它的特点是通过对人体穴位施灸，产生温热刺激作用，从而达到防病治病、长寿保健的功效。这种疗法最早可以追溯到古先民时期。艾灸疗法不仅在我国医学史上有重要作用，对世界医学也做出了巨大贡献。

本节名词

❶ 《名医别录》
　　简称《别录》，共3卷，成书于汉末。

❷ 《本草从新》
　　此书作者在明代汪昂所撰的《本草备要》基础上重订而成，全书共18卷。

艾灸祛病养生的两大机理

　　艾灸的一般性治疗效应由两方面构成。

艾灸产生的特殊的"药气"所引起的效应

　　《名医别录》❶曰："艾味苦，微温，无毒，主灸百病。"《本草从新》❷又指出："艾叶苦辛……纯阳之性，能回垂绝之阳……"艾灸法所用艾叶药性偏温，为纯阳之品，加之艾火产生的热力，使得艾灸法具有独特的温煦阳气、温通气血、温经散寒之功效。

艾灸生热，其热刺激所引起的效应

　　艾灸是通过经络体表直接给予人体优良的温阳功效，这又是中药所不及的。艾灸生热，适量的热刺激施于适当灸位便产生了治病效应。因此，在施灸中，患者都感觉很舒适。

艾灸的治疗原则

辨证与辨经

　　疾病总是表现出相关的症状和体征。证候表现于一定的部位，有寒热、虚实的不同性质，并发生在疾病的不同阶段，这些病位、病性、病程，都成为辨证的主要内容。辨经，即是辨识疾病的具体部位。

标本缓急

　　标与本、缓与急是一组相对的概念，在疾病的发生、发展过程中，标本缓急，复杂多变。标本缓急的运用原则有以下4点。

治病求本　即针对疾病的本质进行治疗。

急则治标　在特殊情况下，标与本在病机上往往相互夹杂，其证候表现为标病急于本病。

缓则治本　本病病情稳定，或虽可引起其他病变但无危急证候出现，或标本同病，标病经治疗缓解后，均可按"缓则治本"的原则予以处理。

标本兼治　当标病与本病处于俱缓或俱急时，可采用标本兼治法。

中医之艾灸方法展示

瘢痕灸

在选好的穴位上涂些蒜汁。安放艾炷点燃施灸，需待艾炷燃尽，除去艾灰即可。

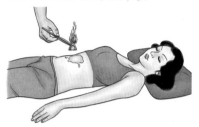

患者感到灼痛时，施灸者可用手轻轻拍打施灸部位四周，灸完需贴敷消炎药。

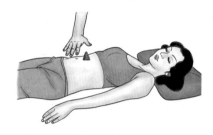

瘢痕灸：用小艾炷直接安放在穴位上施灸，灸后局部皮肤被烧伤，产生无菌性化脓现象，故又称化脓灸。这种灸法常用于治疗哮喘、慢性肠胃病、肺痨、瘰疬、痞块、癫痫以及久治不愈的皮肤溃疡病。

无瘢痕灸

先在选好的穴位上涂些凡士林或甘油，以使艾炷便于黏附。

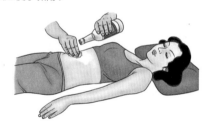

然后选用中、小艾炷固定，从上端点燃，当燃剩 2/5，未烧及皮肤但有灼痛感时更换艾炷，再灸 3~6 壮。

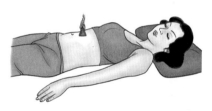

隔姜灸、隔蒜灸

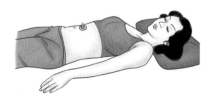

取姜片（蒜片），放在施灸穴位上，然后将艾炷置于姜片（蒜片）上点燃。

隔姜灸、隔蒜灸：分别用姜片和蒜片作隔垫物的一种施灸方法。

隔盐灸

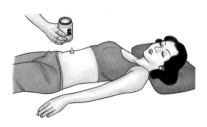

取食盐研细，填平脐窝。在盐上置艾炷点燃施灸。

隔盐灸：用食盐填平脐窝（神阙穴）作为隔垫物的一种施灸方法。

艾灸降糖——取穴

糖尿病患者取穴技巧——命门穴

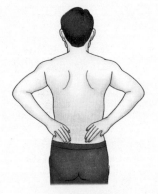

正坐，伸两手至背腰后

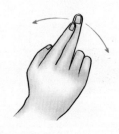

中指折叠法

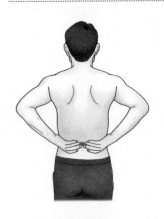

大拇指向前，四指在后，用左手中指指腹进行揉按

艾灸疗法的种类

艾炷灸是用艾绒制成圆锥形艾炷，直接或间接置于穴位上施灸的方法。施灸时，用火柴或燃着的线香点燃艾炷顶部即可。根据操作方法的不同分为直接灸与间接灸两类。

直接灸

直接灸是把艾炷直接安放在皮肤上施灸的一种方法，又称着肤灸、明灸。直接灸又分为瘢痕灸、无瘢痕灸和发疱灸3种。

间接灸

间接灸是在艾炷与皮肤之间隔垫某种物品而施灸的方法，又称隔物灸。常用的有隔姜灸、隔蒜灸、隔葱灸、隔盐灸等。

除以上方法之外，还包含艾条灸、艾饼灸、艾熏灸等。

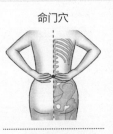

命门穴

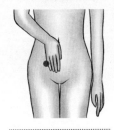

腹哀穴

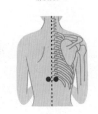

膈俞穴

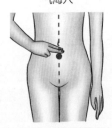

气海穴

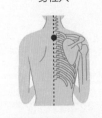

身柱穴

艾灸降糖——精确取穴

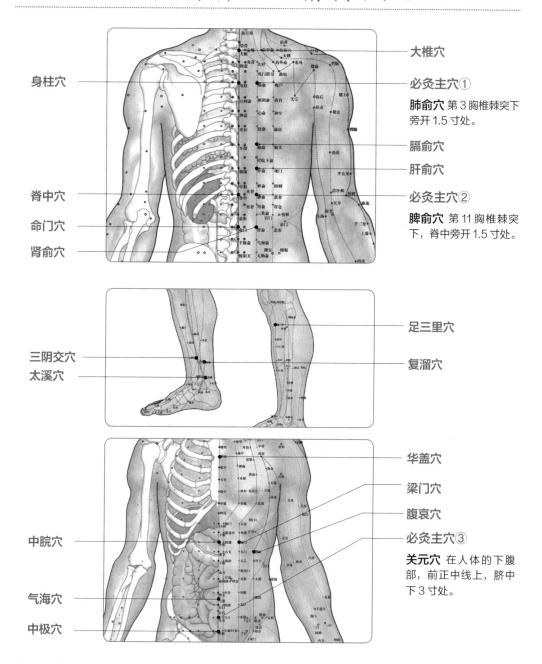

身柱穴

脊中穴

命门穴

肾俞穴

三阴交穴
太溪穴

中脘穴

气海穴

中极穴

大椎穴

必灸主穴①

肺俞穴 第3胸椎棘突下旁开1.5寸处。

膈俞穴

肝俞穴

必灸主穴②

脾俞穴 第11胸椎棘突下，脊中旁开1.5寸处。

足三里穴

复溜穴

华盖穴

梁门穴

腹哀穴

必灸主穴③

关元穴 在人体的下腹部，前正中线上，脐中下3寸处。

糖尿病患者禁灸穴

我国医学古籍首次明确提出禁针禁灸穴的为《针灸甲乙经》。《针灸甲乙经》记载禁灸穴位有23穴：头维、承光、风府、脑户、哑门、下关、耳门、人迎、丝竹空、承泣、白环俞、乳中、石门、气冲、渊腋、经渠、鸠尾、阴市、阳关、天府、伏兔、地五会等。

汉方药膳
糖尿病脑血管病变

主治： 适用于糖尿病性脑血管病变以风痰淤血、痹阻脉络为主者。症见半身不遂，舌强言謇或不语，口眼歪斜，偏身麻木，头晕目眩。

二陈汤加减 **（共13味药）**

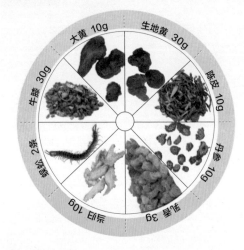

大黄 10g　生地黄 30g　牛膝 30g　陈皮 10g　蜈蚣 2条　丹参 10g　泽泻 10g　羌活 3g

验方 二陈汤加减 + 解糖灵、补血大活络丸 + 平肝通络食疗方

服药方法

水煎，每日1剂，分2次服用，连服两天。服汤药的同时配以中成药解糖灵及补血大活络丸。中成药饭后服用，每日3次，每次4g。饮食方面以清淡为主，忌恼怒。

注：另需没药（又名末药）3g，什胆丸1g，法半夏10g，制草乌3g，羚羊角1g。

中成药 解糖灵、补血大活络丸（映山药丸）

平肝通络食疗方 （活血祛淤，滋肾养肝）

 鸡蛋1个
142kcal
・膳食纤维 无
・升糖指数 无

+

 老陈醋 180ml
76kcal
・膳食纤维 无
・升糖指数 无

+

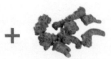 三七 4g
性温，味甘、微苦

制作方法： 将180ml老陈醋倒入敞口玻璃瓶中，把洗净的鲜鸡蛋放入瓶中浸泡，36小时后蛋壳变软，用筷子挑破蛋壳并拿出，最后用三七末搅拌均匀。

用法： 取调兑好的10g醋汤加以稀释（醋汤与冷开水之比为1：3），搅拌均匀后空腹服用。

三七

 三七又称田七，素有"金不换""南国神草"之美誉，具有止血散淤、消肿定痛的功效。糖尿病模型动物小白鼠食用三七提取物A－J后，发现其肝糖原含量升高，有降低葡萄糖性高血糖的倾向。

汉方药膳
糖尿病视网膜病变

主治：适用于糖尿病性视网膜病变且气阴两虚兼有淤阻者，患者的主要症状为视野模糊、声低懒言、气短乏力、口干咽燥、大便不调、自汗或盗汗、舌红少苔或有淤点淤斑者。

益气养阴汤加减 **（共12味药）**

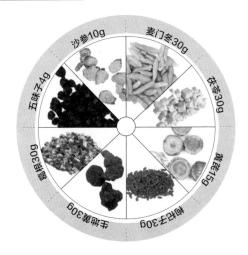

沙参10g
麦门冬30g
五味子4g
茯苓30g
葛根30g
黄芪15g
石斛草30g
枸杞子30g

验方 益气养阴汤加减 + 解糖灵
+ 益气养阴食疗方

服药方法

水煎，每日1剂，分2次服用，连服5天为佳。服汤药的同时配以中成药解糖灵，每次饭后服8g，每天3次。饮食方面以清淡为主，忌食辛辣食物。

注：另需合欢花3g，丹参10g，红花10g，牛膝30g。

中成药 解糖灵

益气养阴食疗方 **（益气养阴，活血通络）**

大枣8枚

125kcal
· 膳食纤维 1.9g
· 升糖指数 无

+

黄芪15g

· 性微温，味甘
· 归脾、肺经

+

鲜芡实50g

· 性平，味甘

+

西洋参 10g

· 质坚实，不易折断

制作方法：将以上原料混合放入砂锅内，加水煮大约50分钟即可。

用法：每日1次，连服1周。

黄芪

主治内伤劳倦、神疲乏力、脾虚泄泻、肺虚喘嗽、胃虚下垂等症。具有补气升阳、固表止汗、行水消肿的功效。给胰岛素性低血糖动物服用黄芪后，发现它有升高血糖水平的趋势，并且提高幅度较小。因此黄芪对血糖调节具有双向作用。

汉方药膳
糖尿病并发肺结核

主治：适用于糖尿病并发肺结核阴虚燥热者。主要症状为干咳、咽痒即咳、胸部隐隐作痛、口干咽燥、痰少黏白或带血丝。

益气凝神汤加减　（共11味药）

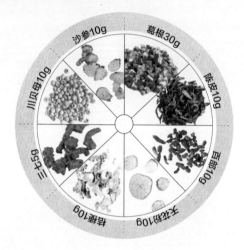

沙参10g　葛根30g　陈皮10g　百部10g　天花粉10g　桔梗10g　三七5g　川贝母10g

验方　益气凝神汤加减＋八仙长寿丸、加味清金丸＋生津止渴食疗方

服药方法

水煎，每日1剂，分2次服用，连服7天。服汤药的同时服八仙长寿丸、加味清金丸。中成药每日3次，每次饭后各服4g。饮食以清淡为主，忌烟酒。

注：另需白及10g，红花10g，法半夏10g。

中成药　八仙长寿丸、加味清金丸

生津止渴食疗方　（生津止渴，滋阴润燥）

南瓜 500g
115kcal
·膳食纤维 0.8g
·升糖指数 无

＋

高粱粉 200g
740kcal
·膳食纤维 2.1g
·升糖指数 无

＋

葛根粉 250g
·性平，味甘、辛
·归脾、胃经

制作方法：将原料充分混合，和成面团，做成小窝头形状，上锅蒸熟即可食用。

用法：每日2次，每次食用2个，需长期服用。

葛根

葛根对消渴、外感发热、头颈痛强、麻疹透发不畅、温病口渴有明显疗效。《神农本草经》称："葛根气味甘辛无毒，主消渴。"给糖尿病模型小动物服用葛根后，其血糖明显降低。

汉方药膳
糖尿病并发高血压

主治：适用于糖尿病并发高血压肝火上炎者。症见头晕且痛、目赤口苦、胸胁胀痛、心烦易怒、寐少多梦、舌红苔黄腻。

龙胆泻肝汤加减　（**共12味药**）

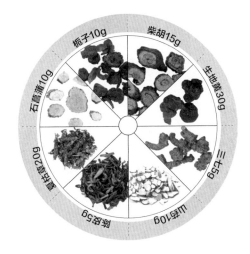

栀子10g
柴胡15g
生地黄30g
石菖蒲10g
三七5g
夏枯草20g
山药10g
陈皮5g

验方　龙胆泻肝汤加减 + 调血逍遥丸

　　　+ 清热解毒食疗方

服药方法

　　水煎冲服，每日1剂，分2次服用，需连服3天。服汤药的同时服用调血逍遥丸，每次饭后服8g，每日3次。服药期间忌食辛辣生冷的食物和海鲜。

注：另需合欢花3g，山茱萸15g，郁金20g，羚羊角丝1g。

中成药　调血逍遥丸（映山药丸）

清热解毒食疗方　（**清热解毒，清肝泻火**）

猪排骨 250g
535kcal
·膳食纤维　无
·升糖指数　无
·酸性

黄豆 50g
192kcal
·膳食纤维　12g
·升糖指数　20
·碱性

苦瓜 150g
27kcal
·膳食纤维　1.9g
·升糖指数　24
·碱性

制作方法：将上述原料放入锅内，加适量清水，焖煮至排骨酥烂，加入盐即可食用。　　**用法：**每日1次，连服5天为佳。

苦瓜

　　苦瓜为葫芦科植物，味苦，性寒。归心、脾、肺经，具有祛暑止渴、清热明目、解毒消肿等功效。《泉州本草》中曾对它有这样的介绍："主治烦热消渴引饮，风热赤眼，中暑下痢。"

汉方药膳
糖尿病性高脂血症

主治：适用于糖尿病性高脂血症气滞血淤者。症见胸闷、憋气，胸部闷痛或刺痛，痛处固定不移。主要伴有头痛、头晕、心悸、肢麻等现象。

丹参饮加减　　（共13味药）

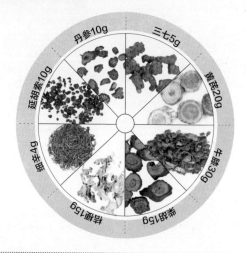

丹参10g　三七5g　黄芪20g　牛膝30g　素馨15g　片姜15g　细辛4g　延胡索10g

验方　丹参饮加减 + 补血大活络丸
　　　　+ 活血食疗方

服药方法

　　水煎，每日1次，分2次服用，需连服5天。服汤药的同时服用补血大活络丸，每次饭后服8g，每日3次。服药期间，忌熬夜、疲劳。

注：另需蒲黄10g，蜈蚣2条，赤芍10g，红花10g，藁本15g。

中成药　补血大活络丸

活血食疗方　　（活血补气）

鸡肉25g　　　　　三七5g　　　　　红花2g　　　　　西洋参15g

 62kcal ＋ ＋  ＋

· 膳食纤维　无
· 升糖指数　无

· 性温，味甘、微苦
· 归肺、胃、心、肝、大肠经

· 归心、肝经
· 活血通经，祛淤止痛

· 味微苦，质坚实
· 不易折断，断面平坦

制作方法：鸡肉切块，放开水中，依次放三七、红花、西洋参用大火煮沸，再改小火煲2小时即可食用。

用法：每日1次，连服5天。

红花

红花具有降低冠脉阻力、增加冠脉流量的作用。它可以有效预防和改善心肌缺血等状况的发生。红花黄色素分离物能对抗心律失常，有扩张周围血管、降低血压、抑制血小板聚集、增强纤维蛋白溶解、降低血液黏稠度的作用。

汉方药膳
糖尿病足

主治：适用于糖尿病足气血两虚兼有淤湿者。主要症状为患肢发凉、麻木、酸胀或疼痛，间歇跛行，局部皮温下降，皮肤颜色正常或苍白，肢端出现淤斑或淤点，腐肉不生或肉芽色淡，且生长缓慢。

四君子汤加减 （共13味药）

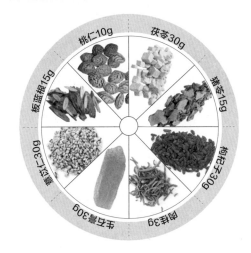

桃仁10g
茯苓30g
猪苓15g
板蓝根15g
枸杞子30g
薏苡仁30g
怀牛膝30g
防椒3g

验方 四君子汤加减 + 加味陈夏六君丸、健脾和中丸 + 益气养血食疗方

服药方法

　　水煎，每日1剂，分2次服用，需连服5天。服汤药的同时加味陈夏六君丸和健脾和中丸，每次饭后各服4g，每日3次。饮食上要忌辛辣及油腻。

注：另需蜈蚣2条，红花10g，黄芪15g，三七5g，党参15g。

中成药 加味陈夏六君丸、健脾和中丸

益气养血食疗方 （补益气血，化淤祛湿）

鸡肉100g 248kcal
+
沙参10g
+
黄芪10g
+
山药20g

- 膳食纤维 无
- 升糖指数 无

- 根苦，微寒，无毒
- 除寒热，补中，益肺气

- 性微温，味甘
- 归肺、脾、肝、肾经

- 性平，味甘
- 归脾、肺、肾经

制作方法：将上述原料放入适量清水中（可加入4g三七），用大火煮沸后，改用小火煲2小时左右。

用法：每天1次，连服5天。

山药

　　山药具有健脾益肺、补肾固精、养阴生津等功效。主治消渴、脾虚泄泻、食少倦怠、虚劳羸瘦、肺虚咳喘、气短自汗等症状。给糖尿病模型小动物服用山药水煎剂后，发现它可以很好地对抗因外源葡萄糖而引起的血糖升高的症状，对糖尿病的治疗和预防有一定的疗效。

汉方药膳
糖尿病肾病

主治：适用于糖尿病肾病脾虚胃逆者。主要症状为面色少华、神疲乏力、口渴不多饮、恶心犯呕、脘腹胀满、食少便溏、舌体胖、舌苔白、脉濡。

参苓白术散加减　（共13味药）

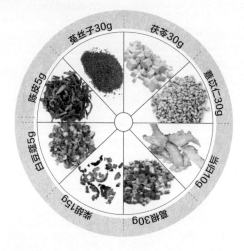

菟丝子30g　茯苓30g　薏苡仁30g　砂仁10g　茜草15g　白豆蔻5g　陈皮5g

验方　参苓白术散加减 + 健脾和中丸、
解糖灵 + 健脾和胃食疗方

服药方法

水煎，每日1剂，分2次服用，需连服7天。服汤药的同时服健脾和中丸、解糖灵，每次饭后各服4g，每日3次。忌饮食辛辣，忌郁怒。

注：另需升麻10g，天花粉10g，法半夏10g，郁金15g，党参15g。

中成药　健脾和中丸、解糖灵

健脾和胃食疗方　（健脾和胃）

大米 150g 530kcal ＋ 西洋参 10g ＋ 陈皮 5g ＋ 山楂 10g

· 膳食纤维 0.4g
· 升糖指数 84　· 酸

· 味微苦，质坚实
· 不易折断，断面平坦

· 性温，味苦
· 归脾、肺经

· 性微温，味酸
· 归脾、胃、肝经

制作方法：将上述原料加适量清水煮40分钟即可食用。　**用法：**每日1次，连服5天。

西洋参

 西洋参别名花旗参、洋参。具有补气养阴、清热生津等功效。主治消渴、气虚阴亏、内热、咳喘痰血、虚热烦倦、口燥咽干等症状。西洋参可以降低血糖，调节胰岛素分泌，促进糖代谢和脂肪代谢，对治疗糖尿病有一定辅助作用。

汉方药膳
老年糖尿病

主治: 适用于老年糖尿病脾胃气虚者。主要症状为多饮、纳呆、食后脘腹胀满、面色萎黄、四肢倦怠、大便溏薄、舌淡苔白、脉缓弱。

补中益气汤加减 （共11味药）

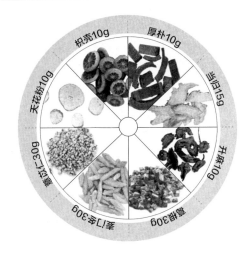

枳壳10g
厚朴10g
当归15g
天花粉10g
薏苡仁30g
葛根30g
麦门冬30g
升麻10g

验方 补中益气汤加减 + 健脾和中丸、解糖灵 + 益气健脾食疗方

服药方法

水煎，每日1剂，分2次服用，连服5天。服汤药的同时服用健脾和中丸、解糖灵，每次饭后各服4g，每日3次。饮食方面忌寒凉之物。

注：另需党参15g，黄芪20g，三七5g。

中成药 健脾和中丸、解糖灵

益气健脾食疗方 （补气健脾，养目生津）

兔肉 100g

84kcal
· 膳食纤维 无
· 升糖指数 无 · 酸

山药 15g
50kcal
· 膳食纤维 1.4g
· 升糖指数 无

玉竹 10g

· 性平，味甘
· 归肺、胃经

黄芪 10g

· 性温，味甘
· 归肺、脾、肝、肾经

制作方法： 把全部原料放入锅内，可再加入3~4枚大枣，用大火煮沸，之后改用小火煲2小时左右即可。

用法： 每天1次，连服5天。

玉竹

玉竹具有润肺滋阴、养胃生津的功效。主治燥热咳嗽、虚劳久嗽、热病伤阴、口渴、内热消渴等症状。玉竹甘寒柔润，药性缓和，补而不腻，具清养而不敛邪的特性。给糖尿病模型小动物服用玉竹提取物时，发现它对高血糖有明显的抑制作用。

汉方药膳
肥胖型糖尿病

主治： 适用于肥胖型糖尿病脾虚湿困者。主要症状为肥胖多睡、倦怠乏力、懒言少动、纳呆腹胀、大便稀溏、舌淡红、舌苔白腻、脉沉细弱。

参苓白术散加减 （共11味药）

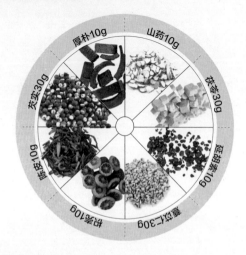

验方 参苓白术散加减 + 健脾和中丸、解糖灵 + 补中益气食疗方

服药方法

水煎，每日1剂，分2次服用，需连服7天。服汤药的同时服健脾和中丸、解糖灵，每次饭后各服4g，每日3次。服药期间宜以清淡饮食为主。

注：另需黄芪15g，党参10g，红花10g。

中成药 健脾和中丸、解糖灵

补中益气食疗方 （补中益气，化淤利湿）

薏苡仁30g	芡实50g	南瓜100g	大枣6枚
·性凉，味甘	·性平，味甘	·膳食纤维 0.8g	·性温，味甘
·利水消肿，健脾祛湿	·除暑疾，益精气	·升糖指数 无	·归脾、胃经

制作方法： 将上述原料放入锅中，倒入适量清水，煮1小时左右即可食用。

用法： 每日2次，需连服1周。

大枣

大枣又名红枣，在中国已有4000年的种植历史，自古以来就被列为"五果"之一。大枣具有益气生津、补脾和胃、解药毒、调营卫的功效。大枣中所含的皂类物质具有调节人体代谢、增强免疫力、抗炎、降低血糖和胆固醇的作用。

糖尿病之历代名方（一）

《辨证录》——二丹汤 （消渴饮水，时而渴甚，时而渴轻）

用法： 将以下原料混合后，用水煎服。

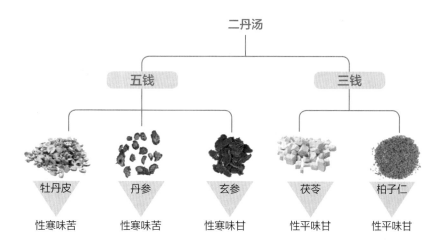

注：一钱约等于十分，即 3.125 克。

《普济方》——大补丸

主治： 真气虚损、下焦伤竭、腰脚疼痛、亡血盗汗、大便自利、小便滑数、三消渴疾、饮食倍常、肌肉消瘦。

用药	一两	·附子（炮，去皮脐） ·远志（去心，姜汁浸，炒） ·厚朴（去粗皮，姜汁炙） ·肉桂（去粗皮） ·赤石脂（煅）	·菟丝子（酒浸软，别研细） ·干姜（炮） ·破故纸（炒） ·巴戟（去心）
	二两	·川椒（炒出汗，去目及闭口者）	

制作方法： 上研为末，酒和为丸，如梧桐子大。每服三十丸至五十丸。用温酒或盐汤送下。　　**用法：** 补五脏、行营卫、益精髓、进饮食。

糖尿病之历代名方（二）

《叶氏女科》——止渴四物汤

功效： 主治产后消渴、饮水不止、液枯火燥之极。

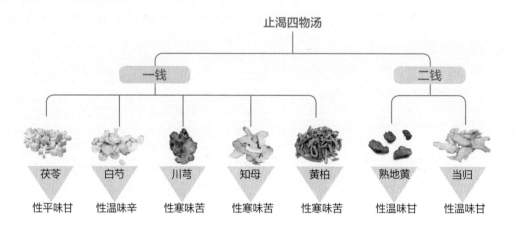

止渴四物汤

一钱
- 茯苓　性平味甘
- 白芍　性温味辛
- 川芎　性寒味苦
- 知母　性寒味苦
- 黄柏　性寒味苦

二钱
- 熟地黄　性温味甘
- 当归　性温味甘

注：另需黄芪一钱，即 3.125 克。

《宣明论》——大黄甘草饮子

主治： 一切消渴，饮水不止者。

用药	五升	大豆（先煮三沸，淘去苦水，再煮）
	一两半	大黄
	四两	甘草（一两半，大粗者）

用法： 用井水一桶，将以上药同煮三五时，如稠糨水，稍候大豆软，盛大盆中，放冷。令患者食豆，喝豆汤，不拘时候。脏腑自然清润。如渴尚不止，再服前药。

方论： 此治中、上二焦消渴之方。大黄能去胃中实热，甘草能缓燥急之势，大豆能解诸家热毒。

注：一升约等于十合，即 800 克。

糖尿病之历代名方（三）

《三因极一方论》——子童桑白皮汤

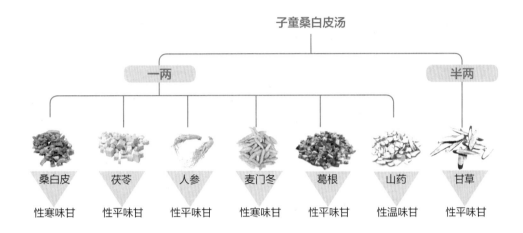

子童桑白皮汤

| 一两 | | | | | | 半两 |

桑白皮	茯苓	人参	麦门冬	葛根	山药	甘草
性寒味甘	性平味甘	性平味甘	性寒味甘	性平味甘	性温味甘	性平味甘

注：另需桂心一两。

《外台秘要》——无比散

主治：消渴。（饮食方面忌猪肉、海藻、菘菜）

用药	三两	苦参粉，鹿茸（炙），栝楼，白石脂（研），甘草（炙），黄芪
	五两	黄连（去毛），牡蛎（熬），白龙骨（研）
	八两	土瓜根
	其他	雄鸡肠三具，桑螵蛸三七枚（炙），鸡子黄皮三十具（熬）

用法： 上为散。每服六方寸，日二服，夜一服。用竹根十两，麦门冬四两（去心），石膏四两，甘李根白皮三两，以水一斗二升，煮取三升五合，以下前散药。如难服，可取此药汁为丸，一服六十丸，仍用此药汁下之。

糖尿病之历代名方（四）

《仁斋直指方》——天花散

用法： 下为粗末。每服三钱，加粳米百粒，水煎服。

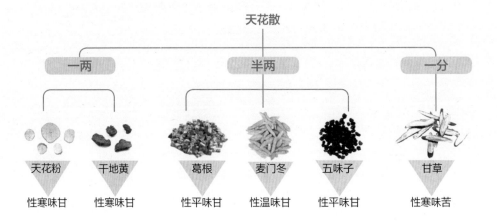

注：一两约等于十钱，即 31.25 克。

《圣济总录》——地黄生姜煎丸

主治： 消渴后四肢羸弱，气虚乏。

用药	二两	五味子，知母，人参，当归，丹参	一升	生姜汁，牛胫骨内髓
	三两	肉苁蓉（酒浸，切，焙）	二升	地骨皮，胡麻仁
	四两	茯神，甘草，石斛，黄连	三升	生麦门冬汁，生竹根
	五两	栝楼根，玉竹	五升	生地黄汁

注：另需蜜二斤。

用法： 先以水一斗五升，煮地骨皮等四味至水四升，绞去滓，下麦门冬、地黄汁再煎五六沸，下蜜、髓、姜汁，再煎至七升为膏，稀稠得所，入前药末糊为丸，如梧桐子大。每服三十丸，竹叶汤送下，不拘时候。

糖尿病之历代名方（五）

《卫生宝鉴》——参苓饮子

功效：生津液，思饮食。

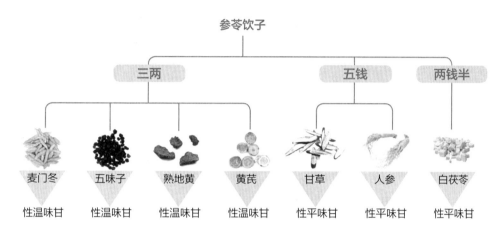

参苓饮子

三两：麦门冬（性温味甘）、五味子（性温味甘）、熟地黄（性温味甘）、黄芪（性温味甘）

五钱：甘草（性平味甘）、人参（性平味甘）

两钱半：白茯苓（性平味甘）

注：另需白芍三两，天门冬五钱。

《太平圣惠方》——土瓜根丸

主治：消渴，饮水过度，烦热不解，心神恍惚，眠卧不安。

用药	三分	土瓜根，知母，泽泻，龙齿，子苓
	一两	栝楼根，麦门冬，苦参，石膏（细研），铁粉（细研），川大黄（锉碎微炒），大麻仁
	其他	鸡子七枚（微炒），金箔五十片（细研），银箔五十片（细研）

用法：捣碎为末，炼蜜为丸，如梧桐子大。每于食后服三十丸，煎竹叶、小麦汤送下。

糖尿病之历代名方（六）

《辨证录》——引龙汤

主治：消渴，小便甚多，口吐清痰，面热唇红。

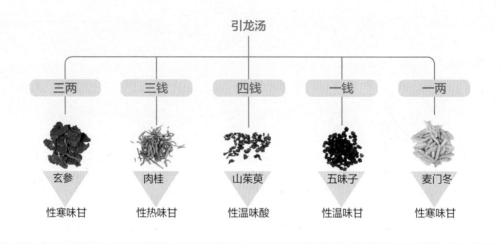

引龙汤

三两	三钱	四钱	一钱	一两
玄参	肉桂	山茱萸	五味子	麦门冬
性寒味甘	性热味甘	性温味酸	性温味甘	性寒味甘

《圣济总录》——赤茯苓丸

主治：久患消渴，小便数，服止小便药多，渴犹不止，小便复涩，两肋连膀胱胀满闷急，心胸烦热。

用药	一两半	·赤茯苓（去黑皮） ·麦门冬（去心，焙）	·桑根白皮（锉） ·防己
	一两	·郁李仁（汤浸，去皮，焙干）	·木香

用法：除郁李仁外将上述其他药物研为细末，混合后制成丸。

服药：每服三十丸，空腹以枣汤送下，至晚再服。

糖尿病之历代名方（七）

《杂病源流犀烛》——人参麦门冬汤

主治：老人或身体虚弱之人大渴、消渴等症状。

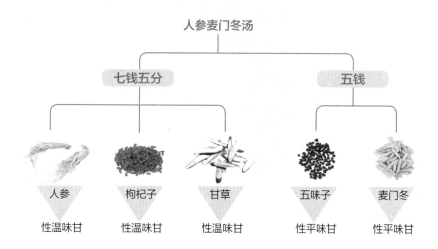

注：五分约等于 1.57 克。

《备急千金要方》——三豆解酲汤

主治：因酒患消渴者，症状为头痛呕吐。

用药	一钱	陈皮、木瓜、赤茯苓、半夏
	二钱	黑豆、绿豆、赤小豆、葛根
	其他	苍术一钱半、神曲七分、泽泻五分、干生姜三分

功效：善解酒毒。

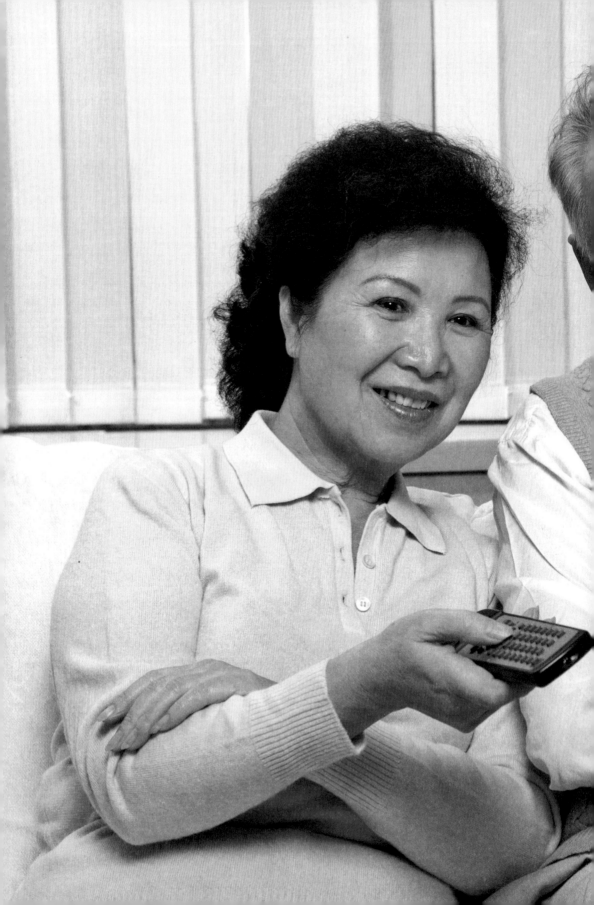

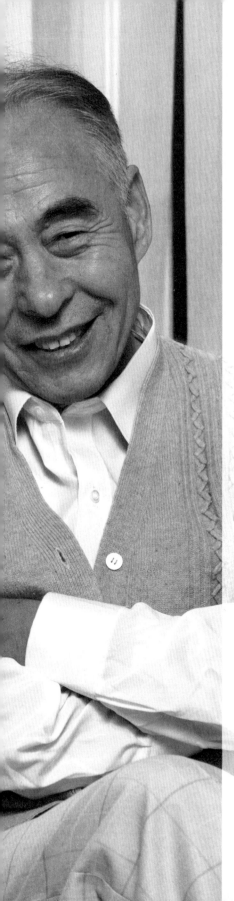

第八章

我与糖尿病
和平共处

患者一旦被确诊为糖尿病，不仅身体上会承受疾病带来的痛苦，心理上也将承受不小的压力，所以还要重视糖尿病患者的心理健康。因为心理和生理是相互影响的。这种影响既可以对治疗疾病产生良好的效果，也可以起到相反的作用。因为糖尿病属于内分泌疾病，而从中医的观点上来看，情与志正属于其中的一环，因此，学会调理自己的心情，放下思想负担，对每一位患者而言都是至关重要的。

正视糖尿病的遗传特性

在对糖尿病的治疗中，心理治疗很重要，而如何正确对待糖尿病又是心理治疗中的核心内容。因为在现实生活中，很多患者对糖尿病都有一定的认识和了解，但是从心理上却难以接受，不能够正确对待，尤其是不能正确对待自己的病情。

乐观向上是治疗糖尿病的根本

糖尿病患者在治疗过程中要么对病情表现得满不在乎，既不主动检查，也不主动配合医生治疗，听之任之，得过且过；要么对病情表现得过于在乎，一听说自己患上了糖尿病，就开始怨天尤人、悲观失望，或者紧张焦虑、有病乱投医，使病情得不到积极的治疗和满意的控制。对糖尿病患者来说，对待病情的正确态度应该是：既来之，则安之。心理上要乐观、平静，要积极配合医生的治疗方案，有能够战胜疾病的信心和勇气。要战胜疾病，就要永远牢记自己是一名糖尿病患者，对待生活的态度要严谨，要有严格的作息时间和规律，既要拿得起，也要放得下，这样才有利于疾病的治疗。

儿童糖尿病患者本人及其父母应正确理解并接受糖尿病

孩子突发1型糖尿病，对其父母来说一定是个不小的打击。"难道我家孩子……"这种不安的心情可以理解，但是，接受正规的检查与诊断、转换心情以及进行合理的治疗才是更重要的。

对1型糖尿病儿童来说，胰岛素的注射是必不可少的。我们不能固执己见，认为"不用注射胰岛素也可以"而耽误了孩子的治疗。如果不及时就医，病情会不断地恶化，甚至引发各类并发症。

所以，在日常生活中，我们应该正确接纳孩子患有糖尿病的现实，尽早接受治疗，做到合理调节血糖，避免各种并发症的发生。

不仅如此，除了父母之外，孩子本人也应该正确地认识糖尿病，这一点是非常重要的。孩子要学会用符合自己年龄的语言来说明"自己得了什么病，必须怎样生活，平时应该如何调节"等，这对孩子以后的成长尤为重要。

可能的话，结交几个能够正确理解糖尿病的亲密朋友，周围人的温暖也有利于患者保持病情的稳定。

医生的话

糖尿病具有遗传易感性，即遗传的并不是糖尿病本身，而是其"易感性"，饮食和生活习惯在导致遗传的发生方面扮演着重要角色。

对策：预防糖尿病的遗传，要合理饮食，多吃清淡食物，少用调味品，少吃肥腻、高糖食物，荤素搭配合理，粗杂粮、细粮搭配合理，同时保持适量运动，保持阳光的心理状态。

理解就是最大的支持

糖尿病一旦确诊就会伴随患者一生。但是患者只要调节好血糖，就能跟正常人一样生活。糖尿病患者的心理护理，就是要对患者进行开导、劝慰、说服和鼓励，通过语言及其他形式来调节患者的情绪，使患者能够积极乐观地对待自己的病情，从而使治疗得到满意的效果。

家人的呵护是战胜疾病强有力的后盾

一般来说，糖尿病的发生、发展，都和精神因素有着密切的关系。尤其是在得知自己患病之后，他们的心理状态往往会发生相应的变化。再加上糖尿病是一种不能治愈的疾病，病情经常会反复，从而导致患者的精神状态和心理状态都十分复杂，心理上往往都存在恐惧、疑虑、焦急、不安，甚至绝望等情绪。当患者的情绪处于不良状态时，单靠药物治疗很难奏效。所以，家人的呵护和鼓励就变得尤为重要。几句贴心的安慰往往能给患者带来巨大的勇气，让他们重拾信心！

老年糖尿病患者及重症患者的心理、饮食治疗

针对不同糖尿病患者的心理情况，要有针对性地做好心理护理工作。

例如一些患有糖尿病的老年人，由于病程久，渐渐地有了思想包袱，对疾病听之任之，得过且过，不积极配合治疗，随意进食，不按时服药，起居无规律，最后使得病情加重。对待这种情况，家属要细心地对他们进行关心与爱护，帮助患者对疾病有正确的认识和理解，积极排除干扰，配合医生治疗。

还有一些病情比较严重的糖尿病患者，可能会产生悲观情绪，甚至有轻生的念头。对他们进行治疗时，更要重视他们的心理，充分做好心理上的护理，帮助他们逐渐走出疾病的阴影，树立起对生活的信心。

另外，糖尿病患者的饮食护理也很重要。有的患者不愿意控制饮食，或不能够自觉控制饮食，这对家属来说可是一个考验。此时，家属不仅要做好他们的饮食规划，而且心理护理也不能松懈，必须要全方位地让患者了解到饮食治疗的必要性，掌握好饮食规律，才能达到控制血糖的目的。

医生的话

糖尿病患者有三大心理特点：一是焦虑、恐惧。常表现为焦虑不安，反复询问病情；二是悲观绝望。多因病程日久、缠绵难愈所致，容易破罐子破摔，不按时服药；三是紧张、烦躁。不能很好地配合治疗和护理。

对策：患者要正确认识糖尿病，明确糖尿病是能被控制好的疾病，放松精神，不要有思想包袱。日常注意培养有规律的生活节奏，控制饮食，加强体育锻炼，保持情绪的稳定，尽量将生活安排得丰富多彩，必要时寻求专业的抗抑郁治疗。

身体清洁使您远离并发症

白细胞在和侵入人体的细菌进行抗争的时候，其免疫能力会随着血糖的升高而降低，这样就会引起各种各样的感染。而且，糖尿病患者一旦受到感染，胰岛素的功能就会下降，导致病情进一步恶化，陷入恶性循环中。

身体清洁是预防疾病的保护伞

做好个人卫生对糖尿病患者很重要。糖尿病患者的血液和尿液中的含糖量比较高，再加上血管和神经并发症，极易出现感染，从而影响到对糖尿病病情的控制。严重的话，甚至还有可能造成残疾或者死亡。

做好个人卫生，必须注意以下几个方面：

1. 养成勤洗澡的习惯，保持全身皮肤的干净和清洁。

2. 三餐过后坚持刷牙。刷牙的方法一定要正确，以保证口腔内的卫生。

3. 每天定时清洗外阴，保持泌尿生殖道口的清洁卫生。

4. 每天坚持用热水泡脚，保持足部卫生。如不慎发生了皮肤或其他部位的感染，应当尽快治疗，防止感染扩散，避免导致严重的创伤面。

口腔卫生和足部护理必不可少

由于口腔中的环境中有适合的温度和充足的水分，所以极易滋生各类病菌。因此糖尿病患者在每次就餐之后应认真刷牙，最大限度地控制口腔内细菌的繁殖。

此外，在糖尿病患者中，很容易引发身体多部位的神经障碍。如果不注意脚伤、足癣等细小的伤口，当神经障碍与足部的动脉硬化相结合时，就有可能引起坏疽。

特别是很多患者对自己脚部的创伤难以发觉，如果放任不管将会变得很严重，甚至会出现截肢的情况。住院治疗的糖尿病患者，即使脚部有极小的伤也需接受彻底的治疗。未住院治疗的糖尿病患者，对此也决不可疏忽大意。

医生的话

糖尿病患者体质弱，抵抗力差，容易并发感染疾病。最常见的是呼吸系统疾病、皮肤感染。若是女性患者，由于生理结构的特殊，还容易并发尿路感染。因此搞好清洁卫生，对糖尿病患者来说意义重大。

对策：患者要尽量避免到人多热闹的公共场合活动，多去空气清新的环境。居室、办公室常开窗通气，保持室内空气新鲜。日常勤晒太阳、勤洗澡、勤换衣服，避免皮肤抓破或挫伤。女性患者要保持外阴的清洁，做到便后、性生活后及时清洗，预防尿路感染。

不要拒绝工作的机会

和正常人一样，糖尿病患者也能够正常工作。不过应该强调的是，糖尿病患者应该在血糖和病情得到良好控制的情况下去上班。一份稳定和力所能及的工作，对患者是有好处的。

信心的建立来源于日常工作

糖尿病患者只有服务于社会，才能够意识到自己仍然是一个有用之人，并且能树立起对生活的自信心。因为通过工作：

1. 患者能够与外界社会保持接触，能够有正常的人际交往机会，能够使他们享受到生活的乐趣，培养起对生活的信心。

2. 在工作的过程中，患者会付出一定的劳动量和运动量，这有助于他们降低血糖，减轻体重，控制病情。

3. 一份稳定的工作能增加患者的收入，减轻他们和家庭的经济压力。

糖尿病患者两类工作不可碰

我们虽然鼓励糖尿病患者勇于接受工作的挑战，积极地融入社会，但对于患者本身而言，也要在充分了解自己的身体状况之后再做定夺。这其中，有两类工作是完全不适合糖尿病患者的。

工作经常变更时间，不规律，尤其是需要经常性加班

这种类型的工作会影响患者日常作息时间，扰乱生活规律，使正常的饮食和服药时间产生波动，从而导致血糖不稳定。

高空作业或者职业驾驶员

像这样的工作也不适合糖尿病患者，因为这些工作往往处于危险环境之中，一旦患者的病情波动，遇到低血糖或者因为低血糖而昏迷时，就难免危及生命。

如果是患有糖尿病并发症的患者，那么在选择职业和工作时就要更加谨慎，尽量避免那些会令并发症加重的工作，对有眼科疾病的患者来说，就更不适合用眼过度的工作了。

医生的话

糖尿病患者能否工作，要根据患者的病情、身体体质及血糖控制情况而定，不能一概而论。

对策：一般来说，只要坚持运动、饮食、药物一体化治疗，避免血糖忽高忽低地波动，保持病情的稳定，患者是完全可以参加工作的。不过，患者要牢记自己不同于健康人，工作注意劳逸结合，做力所能及的事，不让工作影响自己的情绪，并确保日常饮食、起居有规律。

糖尿病患者也能长寿

根据报道，我国1型糖尿病患者的平均寿命目前是一般人群的80%，2型糖尿病患者的平均寿命大约是一般人群的90%。与几十年前相比，虽然已经有了很大的改善，可是距离我们的期望值还有一定的差距。

坚持治疗就是长寿的保障

一般来说，威胁糖尿病患者寿命的并非糖尿病本身，而是它的并发症。如果糖尿病患者的病情能够得到较好的控制，没有出现并发症，或者并发症程度较轻，那么其寿命与非糖尿病患者基本相当。对这一点，糖尿病患者应该对自己有信心。在现实生活中，不少糖尿病患者，在长期坚持正确治疗的条件下，一直活到80岁，甚至90岁。中国台湾的陈立夫先生患有糖尿病50多年，可是他却一直活到了103岁。所以说，只要有充分的信心及和医生积极的配合，糖尿病患者是可以和正常人一样享受生活的。

糖尿病患者延年益寿的四大生活准则

对糖尿病患者来说，关键不在于能不能长寿，而在于如何做才能够长寿。要想健康长寿，患者在治疗的过程中就要坚持这样几条准则：

要正确对待糖尿病

心态要始终保持乐观、宽厚、豁达，这是治疗糖尿病的基础。

对糖尿病的治疗应保持长期性

一定要坚持进行正确的饮食、运动和药物疗法，使体重、血糖、血压、血脂和血液黏稠度都能够得到良好的控制。

每天对病情进行系统监测

当病情出现波动或出现并发症时，一定要及时治疗。

要积极预防和治疗糖尿病的各种并发症

配合医生的治疗，不要在治病过程中产生抵抗情绪是糖尿病患者应当秉持的原则。特别是糖尿病的初期患者，很容易因焦躁的脾气而延缓治疗，进而引发各类并发症。

只要能够做到这些，相信糖尿病患者长寿并非难事。

医生的话

糖尿病是一种终身性的慢性疾病，需要对患者的病情进行长期的控制和治疗。糖尿病并不可怕，可怕的是其并发症。一般来说，只要不出现严重的并发症，糖尿病不会影响人的寿命。

对策：糖尿病暂时还难以做到根治，为了避免引起并发症，患者要采取饮食、运动、积极进行正规治疗等各种方式控制血糖，保持血糖平稳，避免血糖波动损害机体器官，从而远离并发症，做到与健康人一样长寿。

糖尿病患者出游四大注意事项

糖尿病患者的正常生活不会因疾病而受影响，仍然可以出差、旅游。只要患者在外出中，妥善安排好日常饮食、起居，坚持服药，尽量保持正常的生活规律，就不会影响对病情的控制。

糖尿病患者出差旅游四大注意事项

糖尿病患者只有坚持每天按时起床、按时休息、按时吃饭、按时服药，才能够维持病情的稳定。可是有人在出差或旅游时，生活习惯被打乱了，经常过度劳累，晚睡晚起，这对患者，尤其是对1型糖尿病患者十分不利。

因此我们在出差和旅游中，要严格遵守四个避免：

1. 避免大吃大喝

要坚持控制好饮食，不能随意吃喝，也不能酗酒、吸烟，这样才不至于使病情波动。

2. 避免过度劳累

如果不得不增加活动量，那么要对饮食和药物做必要的调整。

3. 避免改变服药次数

在出差或旅游时，也不提倡为了方便而随意改变服药时间和服药次数，并且还要注意对病情的监测，要争取尽早发现病情的变化，以便及时处理。

4. 避免血糖监测出纰漏

在出差或旅游途中，一定要随身携带尿糖和尿酮试纸，如果还有血糖仪的话，就更利于对血糖的监测了。

外出更要关注天气变化

糖尿病会受到很多因素的影响。首先是天气变化对病情的影响。因为频繁的气候变化需要患者有较强的抵御能力，可是如果患者的病情得不到良好的控制，那么对气候变化的抵御能力就会降低，一旦外界温度条件发生变化，患者就很容易感冒，或者患上其他疾病，从而影响对糖尿病病情的控制。

比如，糖尿病患者在冬天的时候，血糖往往难以控制，因为冬季寒冷，会刺激患者的肾上腺素分泌。同时，肾上腺素又促使肝脏释放储存的糖原，使得肌肉组织减少对糖分的吸收和利用，最后导致血糖升高。

医生的话

患者外出时会发生一些生活规律上的变化，要有自我保健知识。

对策：患者出游前，应对身体进行必要的体格检查。出游时随身携带"糖尿病急救卡"，上面记录家人联系方式、使用的药物、近期病情记录等。出游期间，携带足够的降糖药物，密切注意体能变化。

如何调适心理状态

糖尿病患者在控制病情的过程中，最重要的是心理调适。患者要能够有意识地对自己的情绪进行调节。对情绪的调节重在放松，心情重在平和。患者要经常保持平静乐观的心情，要戒怒、戒忧，不要悲伤，不要焦虑。

别让心情左右病情

一般来说，只要患者能够调节好自己的情绪，控制好自己的心理，能够保持乐观、自信、开朗的态度，那么病情都会得到很好的控制，甚至能够长寿。

当患者心情急躁不安，情绪低落时，家人或朋友应该多安慰、多劝导他们。有的患者对自己的病情不重视，不以为意，在患病之后，既不吃药，也不控制饮食，对疾病听之任之，任性而为。还有的患者一听说自己患上了糖尿病，就日夜担心，情绪一落千丈，对生活的态度日益消极。这些都是不可取的！要知道，只有保持乐观、积极的心态，才能调动身体的能量，才能够战胜病魔。只有振作起精神，才能够得到有效的治疗。

消极情绪是降糖道路上的敌人

对糖尿病患者的心理调适，可以从中医的整体观念出发，对病情进行观察，对身心进行全面治疗。中医认为，人有七情，即喜、怒、忧、思、悲、恐、惊，这"七情"一旦太过就会使人患病。所以，糖尿病患者的家属以及医生，都应该积极努力，帮助患者从郁闷等不良情绪中解脱出来，使他们稳定情绪，开阔心胸。只有当患者乐观豁达、心情舒畅时，才能够战胜疾病。

心理治疗的三部曲

心理治疗包括如下几种方式：

1. 支持性心理治疗　即通过解释、说理、疏导、安慰等，对患者进行支持性心理治疗，帮助患者消除各种消极情绪反应。

2. 认知疗法　即帮助患者对糖尿病有一个基本的了解，消除患者对病情不正确的预测、误解等错误观念，提高患者治愈疾病的信心。

3. 行为疗法　通过一些行为疗法技术，帮助患者遵从药物治疗和饮食控制计划。

医生的话

消极情感、抑郁和焦虑情绪对血糖控制非常不利。

对策：常用心理疗法包括：一、说理开导法，使患者对糖尿病有更准确的认识，从而增强抗病信心；二、想象畅怀法，使患者产生积极的情绪和愉快的精神，以愉快、积极的心态配合疾病的治疗；三、定心定志法，鼓励患者修身养性，远离躁动不安的情绪。

孩子患了糖尿病怎么办

关于糖尿病患儿的生长发育是否会受患病的影响这个问题，在不同时期曾经有过不同的答案。糖尿病患儿绝大多数属于1型，这样的孩子终身都需要使用胰岛素进行治疗。

积极配合医生，正视糖尿病的客观存在

糖尿病是一种终身性的疾病，一旦患病，就会伴随孩子一生。所以，当孩子一天天长大，帮助孩子了解糖尿病，让孩子参与到对自己的病情治疗和管理之中，可以使病情得到良好的控制。孩子在七八岁时，可以开始学习自测血糖和尿酮体。家长应当做到：

积极帮助孩子认识和了解合理饮食的重要性

经常向孩子讲解糖尿病的相关知识，让他们懂得每天应该吃什么，不应该吃什么，以及每餐饮食的定量标准，逐渐培养孩子控制饮食的能力。

家长应该积极与学校的老师配合，帮助孩子认识到体育运动的重要性

针对孩子的情况，与老师一起帮助孩子制订出一套合理的体育锻炼方案。

家长应该逐步教会孩子如何正确使用胰岛素

向孩子逐步讲解胰岛素疗法，不断普及糖尿病的防治知识。

与那些没有学习并参与对糖尿病病情管理的儿童相比，这样的孩子在未来生活中拥有更大的自由，并能终身获益。糖尿病患儿对糖尿病的有关知识和技能掌握越多，病情就越容易得到控制，由糖尿病导致的一些慢性并发症也能更好地得到缓解。

鼓励孩子多参加糖尿病夏令营

为糖尿病患儿举办夏令营具有非同一般的意义。这是因为糖尿病患儿能够在夏令营中充分体验并享受生活的乐趣，有益于身心健康。由于参加夏令营的都是糖尿病患儿，所以，孩子们彼此之间更容易平等相待，通过一段时间的共同生活，能认识新朋友，减轻心理上的自卑感，使其心情开朗，更有利于病情的缓解。

医生的话

随着生活方式的改变，儿童营养过剩问题严重，超重、肥胖儿童越来越多，患糖尿病的儿童发病率也逐年升高。

对策：预防儿童糖尿病，家长首先要以身作则，以自身健康的生活方式影响孩子。其次，不要让孩子常吃高糖分、高热量的食物，积极引导孩子多参加运动锻炼，不要让孩子长时间坐在电视机和电脑前。一旦孩子的体重超过同龄儿童平均体重的20%，家长就要注意了。

我可以和正常人一样结婚吗

糖尿病患者只要血糖控制得好，就能够正常地生长发育，正常地学习和工作，像正常人那样长寿，同时也能够和正常人一样结婚、生育孩子。

糖尿病患者的婚姻应该得到理解与祝福

虽说糖尿病一旦发作就会伴随一生，但是患者只要调节得好，还是可以和正常人一样生活的。

结婚也是如此。但是由于糖尿病患者需要进行饮食疗法和运动疗法，严格控制日常活动，所以必须获得另一方的理解。因此即使会产生误解，也必须告知对方自己患有糖尿病，努力得到对方及其家人的理解。

结婚后，就会处于一个新的生活环境中，既有令人愉悦的时候，也会有因生活压力过大而情绪低落的时候，所以为迎接新生活应该做什么样的准备，药量是否要与现在相同等问题，最好在结婚前认真咨询主治医生。

女性糖尿病患者怀孕要谨慎

糖尿病患者的新陈代谢易紊乱，极易患上糖尿病并发症。对患有糖尿病的孕妇来说，糖尿病还可能会影响其胎儿的发育，危及胎儿生命。一旦处理不当，就极有可能导致严重后果。

所以，糖尿病患者尽管可以结婚，但是在生育问题上一定要慎重。事实上，糖尿病对男性患者的生育问题影响不大，主要会对女性患者的生育产生影响。

首先，对女性糖尿病患者来说，可以生孩子，但是不宜多生。因为每次怀孕和分娩都会给患者带来巨大的精神负担和身体负担，而且还存在着风险。

其次，糖尿病患者在打算要孩子的情况下，与其迟生，不如早生，因为糖尿病患者生孩子越晚，病程就越长，各类并发症，尤其是肾脏和眼科方面的并发症就会加重。晚育的风险远远大于早育的风险。

再次，准备怀孕时，一定要严格控制好血糖，尤其是在怀孕期间，血糖状态应该达到最佳水平。孕妇可以在怀孕之前利用胰岛素来控制好血糖。

最后，从怀孕到分娩的整个过程中，一定要密切监测病情，尤其要重视血糖的波动，以便能够顺利产下一个健康的孩子。

医生的话

糖尿病患者可以结婚生子，但糖尿病患者毕竟不同于健康人，尤其是女性糖尿病患者，处理不当则可能会引发严重后果。

对策：患者最好避免与同为糖尿病患者结婚，否则会增大糖尿病的遗传概率。女性患者若决定要孩子，妊娠期间要定期详细检查心肾功能、血压变化、胎心、胎儿发育情况。

降糖药物适合所有的患者吗

对糖尿病患者来说，不同病情有不同的治疗方案。例如，1型糖尿病患者需要打针，2型糖尿病患者则不一定需要。在降糖药物的使用方面，大约20%的2型糖尿病患者在开始的时候并不需要打针，只要能够注意合理的饮食和规律的运动，一样能够达到满意的治疗效果。

坚持控食和锻炼令2型糖尿病患者远离药物

对2型糖尿病患者来说，在初诊时，如果空腹血糖值不到6.1mmol/L，餐后2小时血糖值不到7.8mmol/L，那就证明病人体内的胰岛功能仍然在起作用，那么，病人只要能够控制好饮食、每天加强锻炼，1个月后复查，血糖通常都会明显下降，基本恢复正常值。此时，可以继续进行饮食控制和坚持体育锻炼，不必服药，1个月后再复查看效果。

如果血糖控制仍然不太满意，那么就可以根据情况适量服用一些降糖药。但是，如果患者一开始血糖就很高（空腹血糖值高于6.1mmol/L，餐后2小时血糖值高于7.8mmol/L），那就需要及时服用降糖药。当空腹血糖值高于11.1mmol/L，且尿中有较多的酮体时，就需要考虑使用胰岛素进行治疗了。

糖尿病患者服药需谨慎

对糖尿病患者来说，并不能够完全了解自身的病情，假如药物使用不恰当，不但不能取得良好的疗效，还可能会导致一些副作用，有些药物的副作用甚至会危及生命。所以，糖尿病患者在口服降糖药时，最好能够咨询医生，并且在医生的指导下进行。

如格列本脲这种药，它的药性很强，若血糖并不高的患者过量服用，就可能引起低血糖。

而那些不该服用降糖灵的糖尿病患者，尤其是肝、肾功能不好，或者年纪太大的糖尿病患者服用了过量的降糖灵之后，可能会进一步损害肝、肾功能，甚至引起致命的乳酸性酸中毒，从而危及生命。

医生的话

空腹血糖在7.0 mmol/L左右时，平常只要注意饮食，保持适量运动，就可控制血糖，患者不可自行滥用药物。如果血糖值过高，要咨询医生如何用药。

对策：降糖药种类繁多，名称各异，令人眼花缭乱，无所适从。各类降糖药作用机理不同，患者不能乱用、滥用药物，要根据自己的糖尿病类型、身体状况、并发症情况、年龄等因素综合考虑，不能一概而论。

胰岛素注射没有那么麻烦

治疗糖尿病，注射胰岛素是不可缺少的治疗手段，绝大多数的糖尿病患者通过注射胰岛素来控制血糖，胰岛素在糖尿病的治疗中，发挥着巨大的作用。

五大人群必须接受胰岛素注射

在糖尿病治疗中，有些糖尿病患者需要使用胰岛素进行治疗：

1型糖尿病患者

因为不注射胰岛素的话，这类患者很容易发生酮症酸中毒，从而危及生命。

口服降糖药失效的2型糖尿病患者

在这里需要特别指出的是那些患病初期血糖较高的患者，或者是体重明显下降甚至消瘦的患者，如果不注射胰岛素，不仅不能控制好病情，而且时间长了，还可能会导致一些严重的并发症。

患有较严重的糖尿病急性并发症的患者

出现糖尿病合并感染、肺结核、酮症酸中毒等症状，以及各种内外妇儿科急症、外伤、手术等糖尿病患者，他们都需要使用胰岛素进行治疗。

患有较严重的糖尿病慢性并发症的患者

出现像中期及中期以上的糖尿病视网膜病变，比较严重的早期肾病以及临床肾病等患者，为了防止病情的恶化，避免其双目失明或者尿毒症的发生，也需要使用胰岛素进行治疗。

患有糖尿病的孕妇

妊娠妇女从准备怀孕时起就要开始注射胰岛素，直到平平安安生下一个健康的孩子为止。

小型闭环胰岛素泵——让治疗简单化

市面上现在出现一种小型闭环胰岛素泵，它的主要特点是：

与开环胰岛素泵相比，它只有一个胰岛素输入泵、血糖监测仪和电子计算机。

与闭环胰岛素泵相比，它的结构简单，体积较小，便于随身携带，甚至可以埋入皮下，由电池提供动力。

医生的话

胰岛素在控制血糖方面意义重大。但"是药三分毒"，有些患者使用胰岛素治疗时可能出现全身及局部副作用，患者要注意其不良反应。

对策：患者要学会自我观察注射胰岛素后的反应，常用手指按压注射部位看其是否有痛感、有无硬结，若有痛感或硬结，下次注射时要避开这些部位，或请教专业的医护人员。如果出现饥饿、眩晕、出汗、肢体麻木等，说明使用剂量过大，应立即就医。

糖尿病知识教育很重要吗

1995年，世界卫生组织对糖尿病的防治提出了"减轻因为对糖尿病无知而付出的代价"的口号。这一宣传口号，说明了糖尿病知识教育对防治糖尿病的重要性。

降低糖尿病死亡率从点滴教育开始

有很多患者在糖尿病得到确诊以前，事实上可能已在不知不觉中患了多年糖尿病。还有些人在确诊之时，已经患上了严重的糖尿病并发症，有的甚至快要失明了，或者肾功能已衰竭，或者即将截肢。这都是由于对糖尿病的无知所导致的。有不少人在患上了糖尿病之后，依然大吃大喝，毫不重视，结果耽误了治疗。还有的人是病急乱投医，盲目听信一些江湖术士的宣传，被假药蒙骗，使病情得不到正确的治疗。所以，只有大力宣传并普及糖尿病的防治知识，才能彻底降低糖尿病的发生率。

糖尿病前期教育为治疗打好基础

进行糖尿病知识教育，主要面向的人群有：广大群众、糖尿病高危人群、血糖增高者以及糖尿病患者。

针对广大群众

要让大家了解什么是糖尿病，我国的糖尿病患病率急剧增高的原因，糖尿病对个人、家庭和国家的危害，以及如何防治糖尿病，避免糖尿病流行。

针对糖尿病高危人群

加强糖尿病有关知识的教育，使他们充分认识到糖尿病的危害，从思想上敲响警钟，及早注意和预防，从而降低糖尿病的患病率。在无法进行全民普及教育的条件下，加强对糖尿病高危人群的教育是一种既省力，又有效的糖尿病预防措施。

针对血糖增高者

要让他们认识到血糖增高的危害性，因为这类人群往往正处于患糖尿病的边缘。只有充分了解了糖尿病的症状、监测、预防和治疗方法，才能达到预防的目的，这才是降低糖尿病患病率的有效手段。

针对糖尿病患者

要重点普及有关糖尿病患者的心理教育，以及相关饮食、运动、药物治疗，以及如何监控糖尿病的病情等知识。

医生的话

糖尿病在全世界的发病率有逐年增高的趋势，故对糖尿病"防大于治"，加强糖尿病知识教育很有必要。

对策：医务人员及社会人士应加大糖尿病预防的宣传力度，让广大人民群众对糖尿病的基础知识、并发症的基础知识、并发症的危害与防治有充分的了解，并通过科学的宣传帮助糖尿病患者建立起战胜疾病的信心。

注射胰岛素应参照患者病情

　　我们刚才已经提到过胰岛素注射对象具体涵盖的五大人群，当然这其中也包含 2 型糖尿病患者。特别是那些口服降糖药失效并且患病初期血糖较高，或者体重明显下降甚至消瘦的患者。

胰岛素注射不会导致糖尿病类型的转变

　　在治疗过程中，有一些糖尿病患者拒绝注射胰岛素，因为他们害怕注射了胰岛素之后，会从 2 型糖尿病转化为 1 型糖尿病。事实上，这是一种误解。

　　无论是从病因还是从病理上说，1 型糖尿病和 2 型糖尿病只是一种疾病的两种类型而已，它们之间并不可能互相转变。患者属于哪一类型的糖尿病，与注射胰岛素并没有关系。患者是否需要注射胰岛素，这要根据临床治疗进行决定。

　　所以，1 型糖尿病患者即使不注射胰岛素也是 1 型，如果不注射的话，可能就会危及生命。2 型糖尿病患者即使注射了胰岛素也还是 2 型，如果不注射，那么就不能有效控制血糖，会导致严重的后果。

　　不管怎么说，只要病人需要注射胰岛素，就应该立即进行注射，这才是稳定病情的关键。

胰岛素注射为辅，良好控制为主

　　虽然说糖尿病患者离不开胰岛素治疗，但是并不等于说仅仅依靠胰岛素，我们就能抵抗糖尿病，起到积极的防御效果。因此，想让病情得到良好的控制，首先要求糖尿病患者的生活一定要有规律。每餐的时间、饮食定量、饮食搭配，或是每日的运动时间、运动强度、休息时间，以及每天什么时候吃药打针、吃多少药，等等，都应该养成良好的规律。日常生活如果没有规律，会直接造成血糖的波动，从而影响病情的治疗和控制。有规律的饮食生活才能有效避免血糖波动的发生。

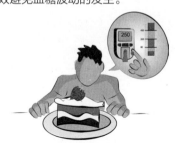

医生的话

　　胰岛素是治疗糖尿病的重要药物，有些人就认为，所有的糖尿病患者都可通过注射胰岛素来控制病情，这是错误的认识。

对策：临床上对胰岛素的应用存在着"该用时不用、不该用时滥用"的现象。胰岛素的使用与否与病情的轻重并不成正比关系，胰岛素治疗应遵循个体化的用药原则，应根据每个患者的病型、病情、年龄、胖瘦、肝肾功能状况、作息规律、经济条件等综合情况采取有针对性的治疗方案，不可一概而论。

胰岛素不是慢性毒品

有的糖尿病患者在注射了胰岛素后，体重会增加，于是就误认为注射胰岛素后肥胖是不可避免的。这其实是一种误解。首先，患者肥胖是由于吃得多、消耗少引起的。胰岛素只不过使营养物质不被浪费，得到充分利用而已。

胰岛素不是导致发胖的激素

如果患者能控制饮食，少吃多消耗，即使每天注射 10 瓶胰岛素也不会胖。因此患者在注射胰岛素后，如何避免体重增加才是关键。

1. 需要时，肥胖的糖尿病患者应积极配合使用胰岛素治疗。

2. 当患者在接受了胰岛素治疗后，如果体重增加，就应该重新审查胰岛素治疗的适应证，看看自己的使用是否正确。

3. 注射胰岛素的患者，一定要严格控制饮食、每天合理锻炼、增加运动量，这样才能有效避免体重增加。

4. 为了增强胰岛素的敏感性，减少胰岛素的用量，患者可以适量添加葡萄糖苷酶抑制剂，或者格列酮类降糖药，以达到降低食欲的目的。

四类胰岛素药物——稳中求胜降血糖

胰岛素按作用时间分类，也就是按照开始发挥作用的时间、作用高峰出现的时间以及药物效力的持续时间进行分类，可以分为四大类：

短效类胰岛素

外观澄清透明，可供皮下注射、肌肉注射或者静脉注射，作用高峰时间为 1~3 小时，效力持续时间为 5~7 小时。

中效类胰岛素

可以和短效类胰岛素合用，使用的时候各自发挥作用。但这种胰岛素只能皮下注射或者肌肉注射，作用高峰时间是 6~8 小时，效力持续时间是 16~24 小时。

预混类胰岛素

这是把一定比例的短效胰岛素和中效胰岛素预先混合好，以便临床应用。

长效类胰岛素

在与短效胰岛素合用时，每单位可结合 0.5~1 个单位短效胰岛素，形成中效胰岛素。这种胰岛素外观不透明，只能皮下注射，高峰时间为 8~12 小时，效力持续时间为 24 小时。

医生的话

有的患者认为注射胰岛素就像吸毒一样，一旦用了就离不开，盲目拒绝胰岛素的使用，或者一旦病情有好转就擅自停用。这是错误的认识。

对策：胰岛素是人体必需的激素，也是机体内唯一能降低血糖的激素，正常人也需要通过胰岛素调节血糖，与毒品有本质的区别，患者无须担心使用胰岛素后会产生依赖，只是不要将希望完全寄托于胰岛素治疗，还要配合控制饮食和适量运动。

附录1 从化验单的数值中看健康

　　无论是糖尿病还是其他疾病，我们都可以通过早期的健康检查来加以预防。所以，怎样才能在疾病发展初期就得到最有效的治疗，最简单的方法莫过于健康检查了。以下我们列举了一些体检中的必查项目，希望这些数值能为您提供参考。

注：有关糖尿病患者的必查项目，我们用浅绿色的色块加以突显。

检测项目		标准值	检查目的	异常结果下可能会引发的疾病
物理检测	BMI（体质指数）	18.5~25.0	BMI 主要是关于身高与体重的测量项目，通过以下的公式来检查自己的体重是否在正常范围内：BMI= 体重（kg）÷ 身高（m）÷ 身高（m）	高血压 糖尿病 血脂异常
生理机能检测	血压	收缩压（男性41~45岁）124mmHg 舒张压（男性41~45岁）81mmHg 收缩压（女性41~45岁）122mmHg 舒张压（女性41~45岁）78mmHg	测量血压主要是检查心脏供血能力是否出现异常	高血压 糖尿病 心血管疾病
生理机能检测	心电图	———	心电图是通过记录与心脏搏动有关的电位变化来判断心脏是否正常	心囊炎 心房或心室肥大 心肌梗死
生理机能检测	视力	1.0以上	检查眼睛在什么样的程度下可以看清物体	近视 远视 白内障
生理机能检测	眼压	10~21mmHg	检查眼睛内部压力是否出现异常	青光眼 高眼压

检测项目		标准值	检查目的	异常结果下可能会引发的疾病
生理机能检测	眼底	——————	眼底检查主要是通过对视网膜内血管的检测来了解脏器内部的血管情况	糖尿病性高血压 糖尿病视网膜病变
生理机能检测	听力	——————	听力主要是测量声音方面是否出现异常	神经衰弱 心血管疾病
生理机能检测	肺活量	成年男子 3500~4000ml 成年女子 2500~3000ml	肺活量主要检测胸腔壁的扩张与收缩的宽舒程度	头痛 头晕 胸闷 精神萎靡 注意力不集中
血脂检查	总胆固醇	成人胆固醇 2.86~5.98mmol/L （110~230mg/dl） 儿童胆固醇 3.12~5.20 mmol/L （120~200mg/dl）	胆固醇是脂肪在血液中存在的一种形式，胆固醇过高易引起动脉粥样硬化	动脉粥样硬化 糖尿病 高脂血症 高血压
血脂检查	甘油三酯	正常的甘油三酯水平： 儿童<100mg/dL （1.13mmol/L） 成人<150mg/dL （1.7mmol/L）	甘油三酯是一项重要的临床血脂测定指标	胆结石 胰腺炎 高血压 肝炎 阿尔茨海默病
血脂检查	高密度脂蛋白胆固醇	正常参考值： 1.16~1.55μmol/L	高密度脂蛋白胆固醇对冠心病的临床诊断具有重要的参考价值	冠心病

	检测项目	标准值	检查目的	异常结果下可能会引发的疾病
血脂检查	低密度脂蛋白胆固醇	60~140mg/dl	低密度脂蛋白胆固醇的浓度越高，动脉粥样硬化的发病风险则越大	动脉硬化 冠心病 糖尿病
血液检查	空腹血糖	70~110mg/dl	空腹血糖是用来检测餐前血糖浓度是否有异常的重要指标	糖尿病
血液检查	HbA1c	4.0~6.0	糖化血红蛋白是用来检测最近 2~3 个月内血糖状态的指标	糖尿病
血液检查	红细胞计数	红细胞正常值为： 成年女性 $3.5~5.0×10^{12}$L 成年男性 $4.0~5.5×10^{12}$L 新生儿 $6.0~7.0×10^{12}$L	红细胞计数是用来检测血液中红细胞的数目是否出现异常的重要指标	贫血 心肺功能疾病 血管内溶血 血管外溶血
血液检查	白细胞计数	$(4.0~10.0)×10^{9}$L	白细胞计数主要检查血液中所包含的白细胞个数	流感 肝炎 流行性腮腺炎 败血症

检测项目		标准值	检查目的	异常结果下可能会引发的疾病
血液检查	血小板计数	$100×10^9$L~ $300×10^9$L	单位体积血液中所含的血小板数目	急性白血病 脾功能亢进 再生障碍性贫血 急性放射病
血液检查	C 反应蛋白	正常参考值≤10^9L	是反映炎症感染和治疗效果的良好指标	感染 癌症
血液检查	粒细胞	正常参考值 ·成年男性 $(0.10~0.7)×10^9$L ·成年女性 $(0.10~0.65)×10^9$L	胞质中有特殊染色颗粒，根据颗粒对染料进行选择性分类	糖尿病酸中毒 肾功能亢进 慢性鼻窦炎 流感 肾病综合征
血液检查	血小板压积	0.108~0.282	表示单个血小板的平均容积	肿瘤 溶血 血小板增多
血液检查	血红蛋白	·成年男性 120~160g/L ·成年女性 110~150g/L	是高等生物体内负责运载氧的一种蛋白质	贫血
血液检查	单核细胞相对百分比	————	诱导淋巴细胞的特异性免性反应	病毒性肝炎 败血症 甲亢 心内膜炎 白血病 肺结核

	检测项目	标准值	检查目的	异常结果下可能会引发的疾病
血液检查	平均血小板体积	9.4~12.5	用于判断骨髓造血功能变化及出血倾向	巨幼细胞性贫血 急性溶血 急性化脓性感染
血液检查	血小板分布宽度	正常参考值为： 0.09~0.18	反映血液内血小板容积变异的参数	血小板减少
血液检查	尿素氮	成人空腹尿素氮为： 3.2~7.1mmol/L	尿素氮是检测肾功能的重要指标	慢性肾功能衰竭 肾小球肾炎 牙龈出血 电解质紊乱 代谢性酸中毒 流感
血液检查	肌酐	正常参考值为： 成年男性 5.3~16mmol/dL 成年女性 7.0~18mmol/dL	测定肌酸酐可探知肾脏的排泄功能是否出现紊乱	肢端肥大症 巨人症 糖尿病 感染 甲状腺功能降低
血液检查	尿酸	磷钨酸还原法 成年男性 149~416μmol/L 成年女性 89~357μmol/L	体内嘌呤的代谢物	饮酒过量 糖尿病 痛风 肾炎 铅中毒
大便检查	便潜血	阴性（-）	检测大便是否带血	大肠癌 痔疮

检测项目		标准值	检查目的	异常结果下可能会引发的疾病
图像诊断	B 超	———	通过超声波对子宫、卵巢等生殖器官进行检查	子宫肌瘤 子宫纤维瘤 子宫癌 子宫内膜癌 卵巢囊肿 卵巢癌
图像诊断	腹部黑白超	———	检测肝脏、胆囊、胰腺、脾脏、肾脏是否有病变发生	脂肪肝 肝硬化 肝胆结石
图像诊断	X 光检查	———	通过对胸部照射 X 线，检查呼吸器官是否出现异常	肺炎 肺结核 肺癌
尿液检查	尿酮体	阴性（−）	酮体是用来检测体内脂肪代谢是否完全的指标	糖尿病
尿液检查	尿糖	阴性（−）	检查尿中是否含糖	糖尿病
尿液检查	尿红细胞	阴性（−）	检查尿液中是否含有血	尿路结石 肾脏发炎 泌尿系统癌症
尿液检查	胆红素	阴性（−）	检查尿中是否含有胆红素	胆道阻塞 肝脏疾病

检测项目		标准值	检查目的	异常结果下可能会引发的疾病
血液检查	谷丙转氨酶	正常参考值: 5.0~49.0U/L	检测肝细胞是否受损	病毒性肝炎 中毒性肝炎 胆囊炎 肝硬化 肝癌
血液检查	谷草转氨酶	正常参考值: 0~40U/L	检测肝功能是否受损	乙肝 肝硬化 脂肪肝
血液检查	总蛋白	正常参考值: 成年男性 68~82g/L 成年女性 67~81g/L	检测肝脏功能、肾脏功能是否出现异常	骨髓瘤 巨球蛋白血症
血液检查	球蛋白	正常参考值: 20~30g/L	检测免疫系统是否正常	慢性肝炎 肝硬化 肝癌
血液检查	碱性磷酸酶	正常参考值 成年男性 40~150U/L 成年女性 40~150U/L	用于骨骼、肝胆系统疾病的诊断	佝偻病 软骨病 骨恶性肿瘤 肝硬化 肝癌
血液检查	乳酸脱氢酶	血清 100~300U/L 尿 560~2050U/L 脑脊液含量为 血清的1/10	一般用来配合其他检查项目一起使用	心肌梗死 肺栓塞 肝脏损伤 肌肉发育不良 白血病 贫血 癌症

附录2 糖尿病患者卡片

如果您是一名糖尿病患者,那么请将这个卡片随身携带,以保证您的安全出行。

您好:

我是一名糖尿病患者。如果我突然间失去意识,或是有古怪的行为,请您立刻喂我些糖水或是甜食。然后请拨打 120 急救电话,将我送至最近的医院进行治疗。

I am a diabetic.

If I get faint or act abnormally, it is probably because of hypoglycemia.

Please give me water or some sugar (glucose).And then please call 120 emergency call and send me to the nearest hosipital.

姓名:

出生年月:

紧急联系方式:

我曾就诊的医院:

医院电话:

主治医生:

Name:

Birth:

Tel.:

Hospital:

Hospital Tel.:

Doctor:

图书在版编目（CIP）数据

糖尿病自疗家庭使用手册/杨玲,曹军主编;健康养生堂编委会编著. — 南京:江苏凤凰科学技术出版社,2015.6（2018.7 重印）

（含章·超图解系列）

ISBN 978-7-5537-3804-8

Ⅰ.①糖… Ⅱ.①杨… ②曹… ③健… Ⅲ.①糖尿病－防治－手册 Ⅳ.① R587.105-62

中国版本图书馆 CIP 数据核字 (2014) 第 209236 号

糖尿病自疗家庭使用手册

主　　　编	杨　玲　　曹　军
编　　　著	健康养生堂编委会
责 任 编 辑	樊　明　　葛　昀
责 任 监 制	曹叶平　　周雅婷

出 版 发 行	江苏凤凰科学技术出版社
出版社地址	南京市湖南路 1 号 A 楼，邮编：210009
出版社网址	http://www.pspress.cn
印　　　刷	北京旭丰源印刷技术有限公司

开　　　本	718mm×1000mm　1/16
印　　　张	15.5
版　　　次	2015年6月第1版
印　　　次	2018年7月第2次印刷

标 准 书 号	ISBN 978-7-5537-3804-8
定　　　价	42.00元

图书如有印装质量问题，可随时向我社出版科调换。